人間関係、仕事、人生…心の疲れが軽くなる!

ストレスとうまく付き合う100の法則

100 Tips For Stress Management

下園壮太
Sota Shimozono

日本能率協会マネジメントセンター

はじめに

私は自衛隊初の心理幹部・教官として、さまざまな経験を積んできました。自殺やうつ病、悲惨な出来事（惨事）も数多く目の当たりにしてきましたが、勤務の最後のほうに特に増えたのが、一般の隊員が調子を崩さないように、あるいはより充実して仕事に取り組むためのストレス対策を考えることです。

多くの人は元気に仕事をしていますが、ストレスや悩みがまったくないわけではありません。あることがきっかけで、ストレスや悩みが大きくなり、病気になったり、仕事や人間関係のトラブルに発展したりするものですが、それを予防する方法を模索してきました。**病気になってから対処するよりも、病気になる前、あるいはなりつつある時に自分でケアをする、そんなスキル・知識はないだろうか**――そう考えてきたのです。

そして、**自衛官のための「心を鍛えるスキル」**をまとめましたが、退職後、それを一般の方にも応用できるように「感情のケア」という講座を始めました。本書でご紹介するのは、その講座の重要な部分です。

心の病気・トラブルの「予防」というのは医学があまりかかわってこなかった領域です。と言うのも、医学は主に病気になった人をどう治していくかをテーマとしてきたからです。

それでも、最近は分析技術の向上に伴って、ストレスについてさまざまな研究がなされ、多くのデータが紹介されるようになってきました。ただ、残念ながら、データは、集団の特性を示すだけで、それがあなたの悩みやストレスに直接的に有効かどうかを保証してくれるものではありません。

ストレスを感じながら生活をしている人は、病気の状態の人に比べて、あまりにも多種多様です。受けているストレスの内容も、強度も、その人の感受性も、耐久性も、対処のバリエーションも、対処スキルも、全部ちがいます。研究で得られる一般化された「傾向と対策」では、あなたの状態にピッタリの答えを見つけるのが難しい……。むしろ時には「良いとされている対処法」が逆効果ということすら、あり得るのです。

私は、自衛隊員をはじめ、多くの人々と接しながら、人の悩みが深くなる時のポイントやストレスを病的に深めないためのコツなどを考察してきました。

いわゆるデータやエビデンスに基づく研究としてご紹介できるものではありません

が、数多くの現場経験や訓練・支援を通じて、現実に悩みを抱えながら生活している人たちの支えとなるような「考え方」や「スキル」を開発してきたのです。

それはもしかしたら、みなさんが求めるような「万能の対策」ではないかもしれません。

しかし、本書ではどういう人が、どういう状態の時に、どんな考え方・どんな対処をすればラクになりやすいのかと、「あなた」の現状に応用しやすいようにまとめてみました。

読んでみて、気になるものから少しだけ自分の生活や行動に取り入れてみてください。そして、もし気に入ったら続けてみてください。

そんな気楽な感じで、本書を活用していただければ幸いです。

２０２０年10月　下園　壮太

第3章 人を見る目が変わるとストレスは一気になくなる

第4章　感情とうまく付き合う

第5章 「疲れ」とうまく付き合う

第6章 人間関係のストレスと付き合う① ～正義を振りかざす人～

第7章　人間関係のストレスと付き合う②
～変わろうとしない人／変われない自分～

第8章 人間関係のトラブルはあって当たり前

第9章 ストレス・フリーな生き方

第1章

私たちを苦しめるストレスの正体とは？

001

ストレスまみれの私たち。その正体をひも解けば……

「部下が言うことを聞かないのがストレスなんです」「近ごろよく眠れないのがストレスで……」など、カウンセリングの場でよく聞く「ストレス」という言葉。

みなさんを悩ませる「ストレス」とは、一体、何でしょうか？　語源は「金属などの物体に圧力を加えることで生じるゆがみ」。元々は物理の言葉だそうです。

私は**「ストレス」とは、「苦しさ」を表現したもの**だと理解しています。上司が、部下が、夫が、妻が、子どもが、不眠が不快。そうした刺激で、怒りやイライラなどの感情が大きく動くのがイヤで何とかしたいけれど、ついつい翻弄されてしまう……。

こうした苦しみ全般が、みなさんが訴える「ストレス」の正体です。

中には、「ストレスは悪者ではない。適度なストレスがあるとパフォーマンスがあるし、成長できるから、必要なものである」と主張する専門家がいます。でも、カウンセリングの現場にいる私から見ると、クライアントが「ストレスです」と訴える内容は、今まさに抱えている苦しみのこと。「その苦しみは悪くないもの、必要なもの」と言うのは、たとえ理屈は正しくても、素直に受け容れられるものではありません。

水の中で溺れている人に向かって、「その苦しさは必要なものなのです」と言っているようなものですから、何の助けにもならないのです。

誰でも苦しみ（ストレス）からは逃れたいし、ないほうがいい。だからこそ、どうにかしたくて本書を手にしてくださっているのでしょう。

私たち人間は、これまでずっと「苦しみ」とともに生きてきました。飢えの苦しみ、危険と向き合う苦しみ、病気の苦しみ……。「ストレス」は新しいもののようですが、決してそんなことはありません。「ストレスをなくしたい」「ストレスフリーに生きたい」と切実に訴えるクライアントさんに対して、私はいつもこう申し上げています。

「残念ながら人は生きている限り、苦しみから逃れられません。でも、少ないに越したことはありません。そして、苦しみを少なくして、生きやすくなる方法、考え方の〝コツ〟はたしかにあります」

以下では、カウンセラーとして30年、私がクライアントさんとともに現場で確認してきた、ラクに生きるための〝コツ〟を紹介していきましょう。

コツさえつかめば、ストレスは減らせる！

002

ストレスの正体、「苦しみ」の中身を探ってみると

続いて、「ストレス」の正体、「苦しみ」の中身を探ってみましょう。**「苦しみ」とは、人間が生まれつきそなえているメカニズム**で、次の3つに分けられます。

1. エネルギー苦（「食べる」「飲む」「休む」、命をつなぐために必要なもの）

10万年前の地球にワープしてみてください。私たちがいるのは、荒野の真ん中。服も武器もロクになくて、身ひとつで生きていかなければなりません。今日はたまたま獲物を仕留めて命をつなげても、明日以降も食べ物にありつける保証はありません。猛獣、病気、ケガ、天災などのせいで、命を落とす可能性がつきまとっています。もし疲れて動きが鈍れば、猛獣に襲撃されて死ぬかもしれませんし、移動から遅れて仲間に見捨てられてしまうかもしれません。このように、**人間にとってエネルギーの枯渇は「死」を意味しています。**それを避けるために、私たち人間は、今、自分のエネルギーが低下しているかどうかを「苦しみ」として常に知る必要がありました。それが「エネルギー苦」というメカニズムです。

２．危険の苦（危険なものから距離をとるために必要なもの）

地球上の命あるものはすべて、**「自分だけは（もしくは、自分の種族だけは）生きのびよう」**としています。その過程で、ひとつの本能が発達しました。それが、私が「快と苦のシステム」と呼ぶ生存本能です。動物の基本行動には、「接近」と「離脱」があります。たとえば、おいしそうな匂いのする果物を見つけたら「接近」する。腐った匂いのする肉を見つけたら、食べずに「離脱」する。接近させようとする時には快感、離脱させようとする時には不快感（苦）が生じます。これが快と苦のシステムです。

　怖い猛獣の気配を感じると、不安や恐怖の苦しみが私たちを猛獣から避けさせてくれます。ケガをしたら痛みが生じますが、それはその部位をこれ以上動かして健康が悪化する危険から私たちを守って（距離をとって）くれているのです。

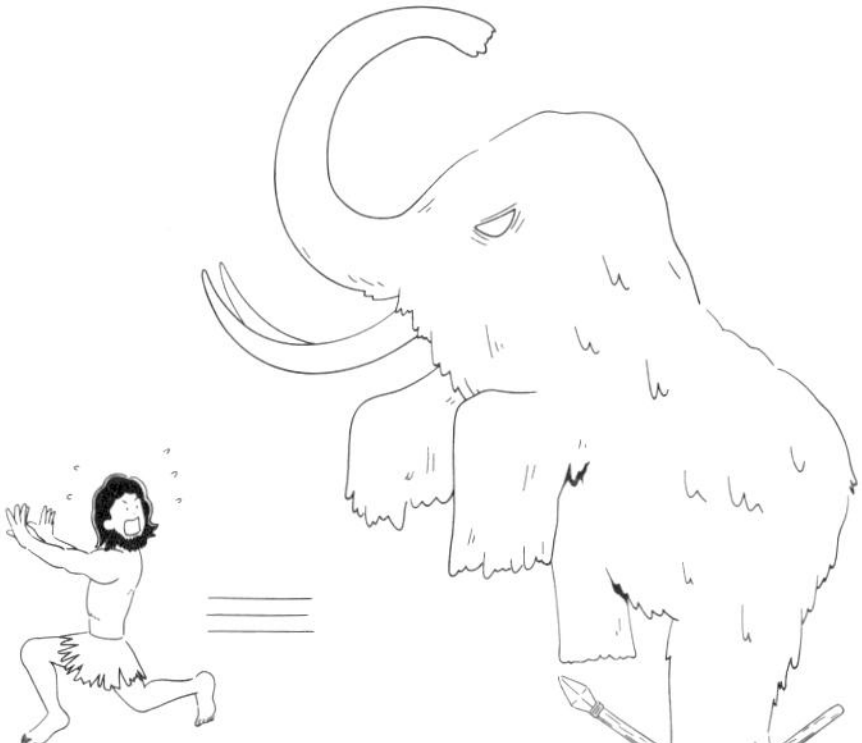

3．生殖・実存の苦（子孫を残し、人生に意味をもたらすために必要なもの）

これは、私たちの「生命」の目的とも言える**「DNAを残す」**ために生まれるものです。元気で生きていても子孫が残せなかったら、自分のDNAをつなぐことはできません。このように、子孫を残す行動を促す「苦しみ」が、「生殖の苦」です。

もちろん、私たちは自分のDNAを残すためだけに生きているわけではありません。**「生きる目的」を感じられるかどうかが、私たちの人生を大きく左右する**ことは、みなさんも感じていることではないでしょうか。こうした、「生きる目的」「生きる意味」を感じられない時に生じるのが「実存の苦」です。

この3つの苦は、実際はそれぞれ密接にかかわっています。共通の目的は自分が、そして自分の仲間（種）が生きのびること。ストレスの正体である「苦しみ」とは、**人類がこれまで生きのびるために必要だった「本能」**なのです。

ストレスの正体「苦しみ」は、生きのびるための「本能」だった

003

「苦しみ」はゼロにできるもの？

私たちは「何とかして苦しみから逃れたい」と強く願います。でも、よく考えると、太古の時代も、今も、「苦しみ」がなければ、命の危険から逃れることはできません。大ケガをしたら痛くて苦しいことがわかっているから、自動車が行き交う道路ではなく横断歩道を渡ります。苦しいからこそ学び、成長するという面もあるでしょう。

人として生きている限り、「苦しみ」を感じるのは当然のこと。苦しみは生きるための本能ですから、**「苦しみがなくなる」ということは「生きていない」ということ**なのです。ただ、そうは言っても、「そうなんだ。それでは仕方ない」とあきらめられるものではありません。「それでも、苦しいのはイヤだ！」「少しでもストレスを感じないで生きていきたい！」と感じるのは、当然のことです。

ここで、私たちはどんなことに苦しんでいるのか、もう少し考えてみましょう。

「パワハラ上司が怖い」「もっといい職場で働きたいけれど踏み出せない」「年老いた両親の面倒を誰がみるかで、もめている」「老後が心配だ」「子どもが不登校で引きこもっている」——もちろん、原始人の悩みとはちがいますが、現代人も現代人で、とてもつらいストレスを抱えているのはたしかです。
私たち現代人の苦しみの特徴として、次の2つが挙げられます。

・**原始人の頃から人間にそなわっている感情の過剰発動と「こうあるべきという価値観と現実のズレ」**が原因で苦しんでいる
・その苦しみは飢餓や襲われる危険などではなく、主に**人間関係**で生じている

たとえば不登校。原始人的に考えれば不登校は命を落とすものではありませんが、「子どもの将来がダメになるかもしれない」という不安や価値観が、苦しみを拡大させるのです。しかも、「夫、祖父母、先生、ママ友にどのように思われるか……」と考えると、さらに苦しみが大きくなっていくでしょう。
本書では、こうした現代人特有の「苦しみ」を減らすためにいろいろな方法を紹介していきますが、まずは「感情」「価値観」を点検してみることから始めてみましょう。

「苦しみ」を減らす第一歩は「感情」「価値観」を点検すること

004

「感情」「価値観」によって、「苦しみ」が生じる

「苦しみ」と「感情」「価値観」との関係を掘り下げてみましょう。

人間が生きのびるために発達させてきた「快と苦のシステム」は、とても単純なものでしたが、人類が進化する中でそこに新しいシステムが加わりました。それが**「感情」というプログラム**です。

「快と苦のシステム」では、猛獣に遭遇したら、「不快」と判断して離れるだけでしたが、「感情」のプログラムが加わると、新たな選択肢が生まれます。「怒り」の感情が発動すれば、我を忘れて相手に向かっていくことができるのです。一方、「恐怖」の感情が発動すれば、疲れても逃げ続けることができます。ほかにも「不安」の感情は、敵の接近など危険のシミュレーションを促し、「恋愛」の感情は子孫を残す行動を選ばせます。このように、**感情は、その選択肢に最適な体と心をつくってくれる**のです。

さらに歳月を重ね、「大脳」が発達してくると、言語が発達し、知識や理論に基づいて行動できるようになりました。「自分はこうありたい」という**「理想イメージ」**

や「こうすべき」という**「価値観」**が生まれたのです。苦しみや感情のプログラムが短期的であるのに対して、こちらはより長期的な利益を追求できるものです。

ここまでご紹介した「感情」と「価値観」と「苦しみ」との関係を、新型コロナウイルス感染症を例に考えてみましょう。まず、感染症は病気です。「快と苦のシステム」では病気は「避ける」べきもの。なので、行動はとてもシンプルです。ところが、私たちが実際に悩んでいることは、感染症そのものというよりも、感染症に関連した施策や医療体制、経済の先行き、そのほかのさまざまな出来事です。「医療体制はこうでなければならない」「経済はこうあるべきだ」「マスクをつけるべき」「自粛をするべき」などの**「価値観」がぶつかり合い、イライラや不安などの「感情」がゆさぶられているの**です。そこにメディアをとおして入ってくる情報が加わることで、ストレスはさらに大きくなります。社会が発達する中で、**私たちの生活は便利なものになったけれども、同時に原始人的な苦しさが過剰に刺激されている**――それがストレスまみれの現代の一面なのかもしれません。

人類・世の中が進化する中で、悩みも増えてしまった

005

「価値観」のズレはストレスを大きくする

私たちの「苦しみ」を大きくしているのが、「感情」と「価値観」。「価値観」は一人ひとりまったくちがうものですが、**そのズレが大きくなると、ストレスが増えます。**

今から100年ほど前、スペインかぜ（インフルエンザ）が流行した頃、人々にはほとんど打つ手がありませんでした。日本でも約38万人が亡くなり、約3年後に流行は終息しました。2020年、私たちはコロナウイルスに襲われました。しかし、現代は、当時とはまるで状況がちがいます。医療技術は大きく進歩しましたし、情報化も進みました。本来ならそれほど不安になることはないはずです。ところが、社会の反応を見ていると、もしかしたら私たちは〝スペインかぜ〟の時以上にストレスを受けているのかもしれません。さまざまな要因があると思いますが、私は、社会が発達し、多様な価値観がもてるようになっていることがひとつの要因だと感じています。

多様な価値観、つまり一人ひとりの「価値観」のズレが大きくなると、ストレスはより深刻になります。

たとえば、「感染が拡大する中、外出するか、しないか」という選択を突きつけられた時、どういう行動をとるかは一人ひとりちがってくるでしょう。もしかしたら、今までは、まるで一心同体であるかのように感じていた友人と、意見や感覚がまるで合わずにつらい想いをする……なんてこともあるかもしれません。

このように、社会が不安定になる時ほど、「価値観」のズレが目立ちやすくなります。そして、**「こうあるべきだ」という価値観を強くもつほど、他人とぶつかることが増えて、エネルギーの消耗が激しくなり、ストレスを増やしてしまう**のが、私たちが暮らす現代社会のしくみなのです。

強すぎる価値観は、他者とのトラブルのもと

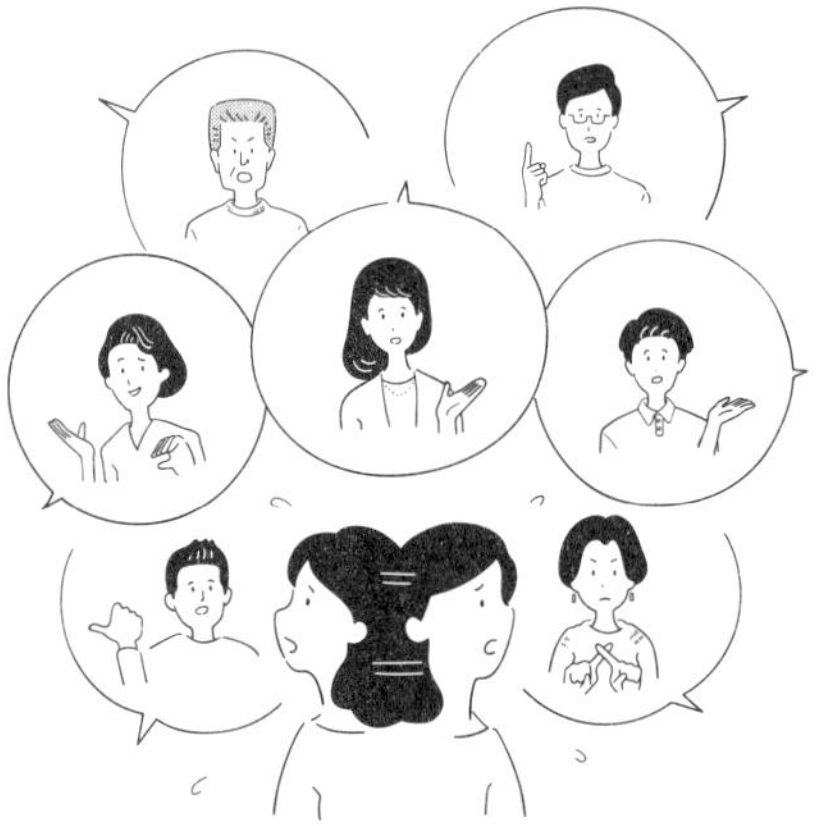

006

現代人のストレスの9割は、人間関係

人類は、生きのびるために必死に活動してきました。

特に重視してきたのが、危険から身を守ること。猛獣や敵対する人との戦いや災害から自分や家族を守らなければなりません。もうひとつ重要なのが、水と食料を確保すること。これらが確保できないと、DNAを残すという生命の目的を達成することも難しくなってしまいます。人類の歴史をながめてみると、安全と衣食住を得るために、大半の時間を費やしてきたといっても過言ではないでしょう。

現代は、幸運なことに、安全も衣食住もかなりの確率で確保できるようになってきました。一方、人の苦しみはだいぶ小さくなったかというと、そうではありません。

現代人の最大の関心事（悩み事）は、「人間関係」なのです。

実は、人間関係は原始時代から重要な課題でした。厳しい環境の中では、人は人と協力しなければ生きていけません。しかしその一方で、人は人を殺す可能性もあるのです。食料や土地、異性をめぐって、命がけの戦いがくり広げられてきました。人は「人」に、とても大きな関心とエネルギーを払ってきたのです。

ただ、猛獣に襲われる時や飢えの危機がある時は、まずそのことへの対処が最優先。安全と衣食住が保証されてきた現代、最後に残った「人間関係」が、生命をかけた問題としてクローズアップされてきているのです。

たかが人間関係と思うかもしれませんが、この苦しみの大きさは本能レベル。獣に襲われる時のような「生きるか死ぬか」という切迫感で悩んでしまいます。SNSの中傷によって、自殺してしまう人がいることからも、苦しみの大きさが理解できますね。

「昔はもっと大変だった。たかが人間関係ごときで悩むなんて情けない」なんてお説教を聞かされたことがあるかもしれませんが、人間関係の悩みを侮ることはできないのです。

人間関係に一喜一憂してしまうのは、人間の本能

007

私たちは、思った以上に「我慢」させられている

快と不快のシステム、感情のプログラム、脳が生み出す価値観やイメージ……第1章ではこれらの人間の機能によって生み出されるストレスのメカニズムを解き明かしてきました。

ただ、第1章の最後にもうひとつ、私たちの苦しみを大きくしているものとして理解しておいていただきたいものを紹介します。それは、**「我慢」**です。

我慢の苦は、原始の頃から感じてきたものです。人は、いろんな欲求（「眠い」「お腹が空いた」「温まりたい」など）を同時に抱えることになりますが、中でも一番、苦しみが大きい欲求を満たす行動をとってきました。言い換えれば、ほかの欲求は我慢するということです。このメカニズによって、私たち人間は致命的な状況を乗り越えて生きのびてきました。たとえば、怖い猛獣から逃げている間に「お腹が空いた」と感じていたら、逃げ切れないでしょう。

ところで、我慢は欲求を力ずくで抑え込む作業です。そのため、自分では気づいていなくても、とてもエネルギーを消耗する精神活動なのです。

人間が進化する中で、「我慢」はより大きくなってきました。

たとえば「敵対する人を攻撃したい」「人のものを奪いたい」といった欲求は、程度の差はあるものの人間が原始的に抱えている欲求です。ただ、今の時代、欲求のままに行動したら犯罪です。そのため、常に「やってはいけないこと」という概念、つまり価値観によって我慢しなければなりません。

それだけではありません。私たちは、さまざまな行動の強力なモチベーションとなる自然な感情——怒り、不安、悲しみ、焦り、妬み、寂しさ、時には嬉しさまで——を、抑えながら生きています。ありのままに感じ、表現していたら、仕事をしたり、家庭生活を営んだり、社会に適応した生活を送るのが難しくなるためです。

我慢は抑えるべき欲求が大きいほど強力でなければなりませんし、欲求や感情が続く限り抑え続けなければなりません。我慢の苦しさは典型的なエネルギー苦なのです。

我慢には大きなエネルギーを使う

第2章

ストレスが生まれる原因を探る

008

私たちは「温室育ち」だった？

私たち現代人のストレスの大半は人間関係――そう先ほどご紹介しました（27ページ）。ままならない他人、ままならない自分。私たちが悩むのは、他人や自分が思い通りにならないからです。この章では、ふだんあまり考えたことがないであろう、**「人というもの」の実態**について迫っていきます。

赤ちゃんが成長する過程を想像してみてください。赤ちゃんは「お腹が空いたら、どんな気持ちになるのか」「自分が泣くとどうなるのか」などを、時に転んで痛みを味わったり、もどかしい思いをしたりしながら、経験をもとに学んでいきます。このように、経験から学ぶのは、大人も同じこと。もちろん、知識で得られる情報もありますが、基本的に人は〝経験〟をとおして、「人というもの」を学んでいきます。ところが、私たち現代人は、残念ながら「人というもの」について圧倒的に経験不足。人がどんなに複雑でままならない生き物であるかを知らない「温室育ち」なのです。大
核家族化や地域社会とのつながりが薄い中で育ってきたことが大きな原因です。

勢の兄弟や祖父母、さらには曽祖父母、親戚とともに過ごす時間が長くなると、楽しいこともある一方で、理不尽な出来事もたくさん起こります。その中で、いい人の中にも〝良い面〟と〝悪い面〟があるといった、**一筋縄ではいかない人の〝リアルな姿〟**についての経験が増えていくでしょう。しかし、核家族だと、かかわる人は限られるため、どうしても経験不足となってしまいます。

親や先生からは、「こうあるべき」と教えられるかもしれませんが、理想と現実はちがいます。理想と現実のギャップに直面して、ちょっとしたことで傷ついたり、自分を責めたり、相手に悪意があるのではないかと想像してしまう……。このように自分に自信をもてなかったり、他者を必要以上に恐れてしまったりするのが、残念ながら私たち現代人の宿命なのです。

ただ、もちろん対処法はあります。それは、**人についてのデータを増やし、人に対する無意識の期待、思い込みを書き換える**こと。大人になった今でも遅くはありませんので、少しずつ「人というもの」についてのデータを蓄積していきましょう。

体験によって人のリアルなデータを蓄積しよう

009

まずは、「温室育ち」の現代人の特徴を知ろう

私たち現代人は、人についての経験が不足した「温室育ち」。では、そんな私たち現代人の特徴から確認していきましょう。

まずは良いところとして、私たち現代人は、学習が得意です。情報を求め、それを素直に受け容れる力があります。人類がこれまでに培ってきた叡智、膨大なデータがさまざまな形で蓄積されています。何か問題が起こった時は、過去のデータを参照して、「以前はこうしたらこうなった。だから今回はこうすべきである」という解決策を導き出せます。私たち現代人は、教育によって、こうした力を叩き込まれてきました。さらに、今や知らないことがあっても、インターネットを用いれば時間とお金をかけずに一通りのことはわかります。何か問題があっても、スピーディーに「検索」によって解決できる。これは間違いなく、私たち現代人の強みでしょう。

けれども、学習に重きを置くこの方法にはデメリットもあるのです。

ひとつめのデメリットは、想定外のことに対応しづらいこと。想定外の出来事が起きた場合、過去のデータはあまりあてになりません。現状を把握し、想像力や勇気を

もって対処しなければならないのです。変化が激しく、少し前には想像もできなかったような出来事が次々に起こる近ごろの世の中の状況を考えると、この大切さはご理解いただけるのではないでしょうか。たとえば、新型コロナウイルス感染症に対して、今の事業をどうするかという課題を考える時、検索→問題解決というこれまでのスタイルには、限界があるのです。

もうひとつのデメリットは、万能の正解を求めすぎてしまうこと。「情報を重視する問題解決力を育てる学習」は、私たちに「どこかに正しい答えがある」というイメージを植え付けてきました。でも、**どこを探しても、人間関係や人生の悩みがすべて解決するような万能の「公式」などない**のです。それでも私たちは何かにつまずいた時、「自分が正しい答えをまだ知らなかったのだ」と考え、ありもしない正解を探し続けて、見つけられず、自信を失っている――これも私たち現代人の特徴のひとつです。

少し耳の痛い話かもしれませんが、こうした自分を受け容れるのも、「人というもの」を学ぶ一歩なのです。

正解を求めすぎてしまうのは、現代人の特徴だった

010

「想定外」に強くなるOODAループ思考

私たち現代人は、問題解決は得意だけれど、想定外に対応しづらく、本当の自信をもちにくい面があります。一方、私がかつて所属していた自衛隊は〝想定外〟のプロとも言えます。そこで、予期しない場面に直面した時はどうしたら良いかのヒントをご紹介しましょう。

刻一刻と状況が変わる変化の激しい環境で、意思決定するために叩き込まれる「状況判断」という思考法。**「OODA（ウーダ）ループ」**と呼ばれるものと同じです。

まず、今、何が起きているかをよく見ます（Observe（観察））。観察の中から流れや傾向、ルールを見出し、仮説を立てます（Orient（仮設構築））。そして、目的を達成するためにどうするか方針を決定して（Decide（意思決定））、行動に移してみる「Act（行動）」。この4つをループ上に回していくのですが、**現状をよく観察して、行動の方針を決める**というところがポイントです。

これに対して、よく比較されるのが「PDCAサイクル」。Plan（計画）↓Do（実行）↓Check（評価）↓Action（改善）のサイクルをくり返し行うことです。

2つの大きなちがいは「過去」「現在」「未来」に対する態度。「OODAループ」は現在に注目します。未来は変化していくものなので、**何より今、起きていることを重視**します。一方、「PDCAサイクル」では、過去をよく調べ、準備し、入念にプランした内容が基本となります。さらに、未来は過去の延長線上にあるもので、大きく変化しないという前提に立ち、過去のデータに基づいた計画を実行して、当初描いた成功イメージと比較して、評価し、うまくいっていない部分を改善して、理想像に近づけていこうとします。

想定外の場面でより効果的なのは、当然「OODAループ」の思考法です。〝想定外〟

OODAループとPDCAサイクル

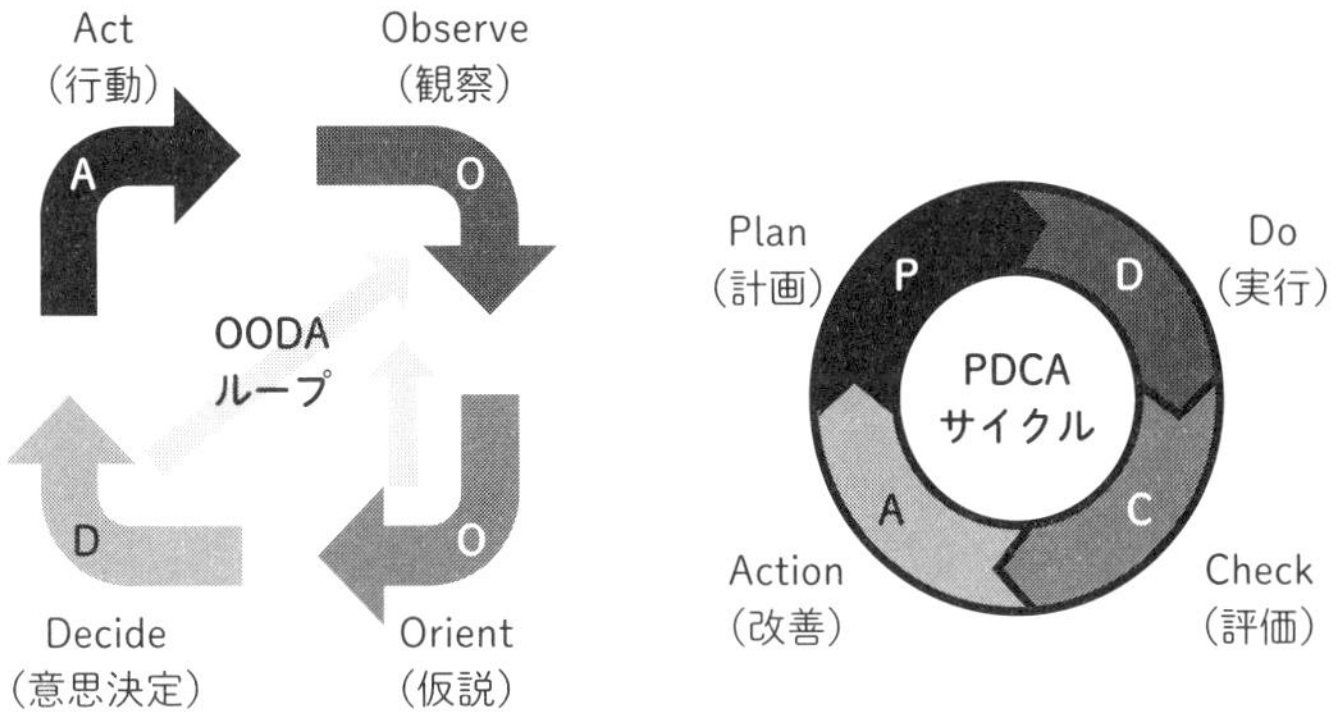

とは、過去を検索しても答えが見つからない事態。だからこそ、現在に注目しないと効果的な答えは見つかりません。

これからの時代、人類史上経験のない速度で社会が変化していきます。次々に新しいシステムやサービスが生まれては消えていきます。

Ｐｌａｎ（計画）しようにも前例がないか、すでに古くなっているかもしれません。Ｄｏ（実行）→Ｃｈｅｃｋ（評価）→Ａｃｔｉｏｎ（改善）を試みている間に、次の新しいシステムにとって替わられていることすらあるでしょう。

予想もできないような変化が当たり前に起きる時代だからこそ、現状をよく見て、とりあえず動く。動いてみた結果、ちがうと思えば、また新たな仮説を元に意思決定を行い、行動を起こす。このようなＯＯＤＡループの思考法は、より軽やかで、今、そしてこれからの時代に合ったスタイルなのです。

ＯＯＤＡループ思考とはどのようなものかを何となくつかんでいただけたら、次の項目でもう少し深めていきましょう。

綿密な計画より、まずは現状をきちんと観察する

011

OODAループ思考で自信を取り戻す

家の片づけにはまった、Aさんのエピソードです。Aさんは仕事と子育てをバランス良くこなすとても有能な方です。友人が「〇〇という達人のやり方で家を片づけたら、本当にスッキリして悩みも解消した」と話すのを聞いて、すっかり触発されました。そして、ある週末に向けて、一大プロジェクトを開始。達人の関連書籍を読みあさり、ネット通販で収納棚やグッズも買いそろえ、準備万端。ところが、いざ始めてみると、思い通りには進みません。夫や子どもたちがあまり協力的でなく、スッキリするどころかイライラばかりが募り、親子げんかが勃発。前より散らかった家の中でAさんは疲れ果ててしまいました。「本に書いてあるようにできない自分が情けない……」と、意気消沈してしまったそうです。

「達人」が優しく親切に教えてくれ、**どんなに世間の評価が高い情報でも、自分にとって良いかどうかはわかりません。**単純に合うか合わないかだけではなく、時期によって効果がちがうこともあるでしょう（このようにAさんにお話すると、「そうですね。自分と家族のペースでやればいいんですよね」と納得されていました）。

インターネットでの検索が当たり前になり、膨大な情報が簡単に手に入る今だからこそ、情報は吟味して付き合っていかねばなりません。**その時の自分をよく観察し、現状に合った方法をまずやってみて、合わないと思ったらやめればいい**のです。

「OODAループ」的な思考は、自分にとっての正解を大切にするものなので、自然と自信も身についてくるでしょう。**自分のペースでやればいい**のです。

「OODAループ」的な思考と行動のポイントをまとめます。

- **情報は参考程度にして、とりあえず始める**
- **良さそうなら続けて、ダメならすぐにやめる**

「事前準備を入念に」「慎重に始める」「最後までやり遂げる」といった、これまで大事だと言われてきたやり方とは真逆なので、戸惑う方もいるかもしれません。でも、ストレスを減らすためにも、想定外に強くなるためにも、自信をつけるためにも、ぜひ試してみてください。

気楽に始めて、合わなければやめてもいい！

012

自信を取り戻せれば、ストレスに強くなる

日本人の自信のなさは、諸外国と比較しても際立っています。

さて、「自信」と聞くと、どのようなイメージをもちますか？ 私は、「自信」は「課題」のイメージと「自分」のイメージの比較によって決まるものだと考えています。**課題のイメージより自分のイメージが大きい時**は、**自信がある**ということ。あわてることなく、どっしりと構えて課題に向かえるでしょう。一方、課題イメージのほうが大きいと、それにそなえるため、不安や焦り、恐怖などの感情が生じます。いずれもイメージなので、経験が少ないと現実とはかなりちがったものになりがちです。

傍から見たらとても実力のある人が、生まれたての子馬のようにビクビクしている自信不足。逆に、何の根拠もなく「自分は大丈夫です」という自信過剰。過剰な自信は、原始時代であればすぐに命を失う危険なものでしたが、現代社会では、それほど大きなデメリットはありません。多少失敗しても、死ぬことはないからです。

一方、自信不足は、私たち現代人にとって、とても大きな苦痛につながります。自信がないと、いつも「不安」や「恐怖」といった感情にゆさぶられるからです。**そん**

なおびえた目で世の中を見ていると、世の中がさらに危険なものに思えて、よりいっそう自信が失われていくという悪循環に陥ってしまうのです。

　さらに、こうしたマイナスの感情は、心身をフル稼働させるので、あっという間にエネルギーを消耗させてしまいます。つまり、**自信不足は、うつ状態のひとつの原因**にもなり得るのです。

　こうした深刻な自信不足に、どのように対処したらいいのでしょうか？　詳しくは次の項目で解説していきます。

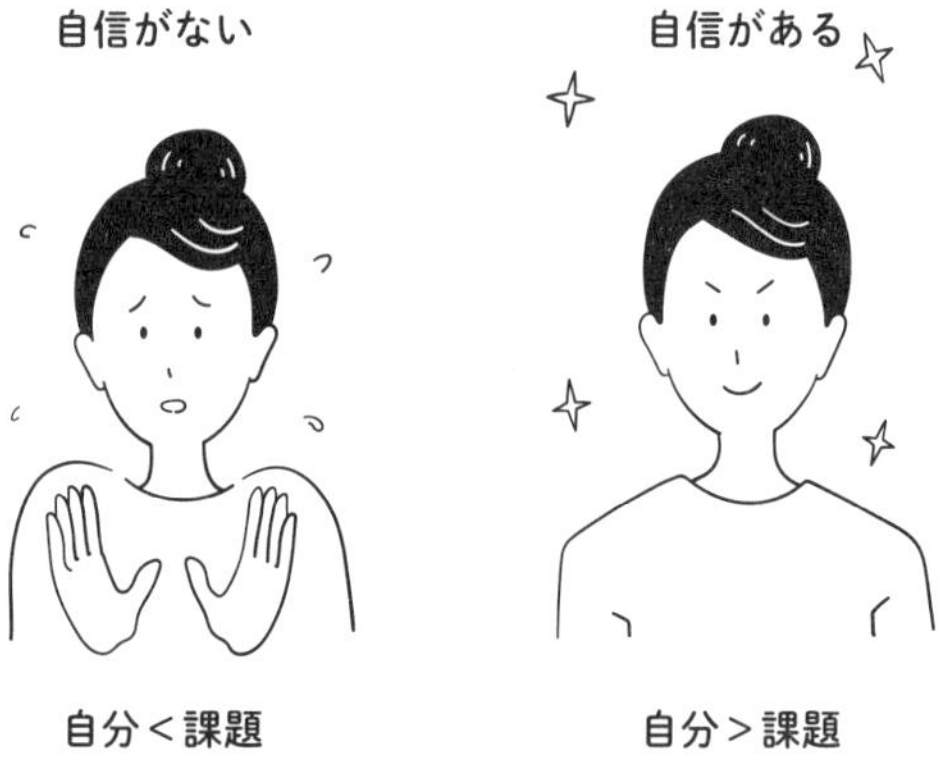

自信がないと、ストレス・悩みが大きくなる

013

ストレスに強くなる「3つの自信」

私たち現代人の自信不足は、本当に深刻な問題です。これは、「課題」のイメージが大きすぎるというよりも、**「自分」のイメージが低すぎる**ことで生じています。「自分」のイメージはこれまでの記憶や、最近の出来事、今の疲労などの影響で、大きくもなれば、小さくもなります。

「自信」には、次の3つの要素があります（44ページ）。さまざまな出来事が起こる中で、私たちの「自信」はいつもゆさぶられ続けます。課題をうまくこなせなくて「**第1の自信**」がゆらいでも、第2、第3の自信があれば、何とか持ちこたえられます。でも、第2、第3の自信がゆらぐと、途端につらくなります。たとえば、うつ状態は、心身の調子を崩してしまうので「**第2の自信**」の危機に陥ります。周囲に理解されず、第3の自信も危うくなると絶望感から死にたい気持ちが生じやすいのです。うつ状態のクライアントの支援では、まず、カウンセラーが話を聞きながら味方となり「**第3の自信**」を支えます。次に、うつのしくみを伝え、休養してもらうことで、「第2の自信」を回復してもらいます。最後に、自分でできることに少しずつ取り組んでもらっ

3つの自信

種類	特徴
第１の自信	・スキルに関する自信 ・「〇〇ができる」に関する自信 →できない体験が続くと、第１の自信だけでなく第２の自信も小さくなる
第２の自信	・自分の体、素質、感覚、感性、生き方に関する自信 ・「健康である」「身体が正しく機能する」「人生がコントロールできている」に関する自信 →加齢や病気、ケガなどで体が動かなったり、体の一部を失うと、この第２の自信が低下する ・「〇〇をすれば自分は苦難を乗り越えられる」という価値観も第２の自信の一部 →たとえば「がんばれば何とかなる」という信念をもっている人が、その信念が通じない状態になると第２の自信が低下してくる
第３の自信	・仲間、味方づくりに関する自信 ・「愛されている」「仲間がいて居場所がある」に関する自信 →愛する人の喪失、働く場所、活動する場所の喪失は、第３の自信の低下につながる（たとえばペットロスで苦しむ人も含まれる）

て「第1の自信」を整えます。これが回復のプロセスなのです。

私たち現代人は、苦しさや不安、怒り、負担感などの自分の感性よりも、「こうするべき」「ああするべき」という外の情報を重視します。そのため、実は深刻な過労状態なのに、「私は疲れていません。ほかの人のほうが大変なんですから」と自分の感覚を否定している人が多いのです。その結果、第2の自信が低下しがちです。

「自信」とは、「自分を信じる」と書きます。**自信を育てるためには、まず、自分の感性を大切にしなければなりません。**

また、自信は、最初からそなわっているのではなく、経験を積む中で、「自分」に対するイメージと「課題」に対するイメージのピントを合わせていく作業によって育まれるものです。「自信をつけるワーク」などがありますが、単なるイメージワークだけでは、付け焼刃の〝自信もどき〟しか身につけることはできないでしょう。

本物の自信を育てる最初の一歩は、自分の感じていることをもっと信頼すること。そして、数多くの成功・失敗の体験を重ねていくことです。

まずは、自分の感じていることを、もっと大切にしよう

014

自信低下の根本原因は、人に対する「イメージ」のズレにある

現代人の自信の低下、つまり自分イメージの低下は、**「人はこうあるべき」という理想イメージが高すぎる**ことによって生じています。

「人はどうあるべきか」という価値観は、その時の社会がつくり出すものです。たとえば、農業が主な産業でみんなが同じような労働をしていた時代、人として重視されたのは、「体力」「気力」「協調性」でした。その後、ものづくりが経済の中心となると、体力より「知識」や「論理性」が求められるようになりました。ですから、現代社会では、「人は常に論理的に自分をコントロールし、気力を高め、すべての人と協調し、知識を得ながら問題解決をしていけるし、そうあるべきだ」と考えている人が少なくないのです。

ところが現実には仕事の内容はさまざまですし、家庭の状況もかなり差があります。同じ人でも、前の晩に家のトラブルでよく眠れなければ生産性は落ちますし、それが3日も続けば傍目には性格が変わったように見えてしまうことだってあります。

「信頼される人でありたい」とどんなにがんばっても、イヤな上司のためには働きた

くないし、正当な評価を受けられないとイライラして周囲に冷たくなってしまうこともあるでしょう。**人はロボットではないので、いつも同じ成果を出し続けることはできない**のです。

人は決して万能ではありません。自分はもちろん、周囲の人もみんなそうです。この現実を忘れてしまうと、私たちは理想との落差を感じてストレスをためやすくなります。

無意識のうちに、「人は完璧であるべき」「人は万能だ」と思っていませんか？もしかしたら、あなたのストレスは、こうしたイメージ・期待と現実のズレのせいで、起きているのかもしれません。

まずは自分、そして周囲の現実をよく観察してみてください。そして、少しずつでいいので、イメージを現実に合わせて修正していきましょう。

「人は完璧・万能ではない」と思うと、少しラクになる

015

「感性」の時代、「好き、嫌い」に正直になろう

農業が主体の時代は「体力」がある人が、ものづくりが主体の時代は「知識」がある人が人を動かす力をもってきましたが、今、時代は新しい局面を迎えています。**「感性」が人を動かす時代になる**――私はそう考えています。

ＡＩが人類の知能を超え、人間の生活に大きな変化が起こる「シンギュラリティ（技術的特異点）」は２０４５年頃か、またはそれより早まるのではないか、などと盛んに論議されています。一番の変化は、これまでの仕事の多くが消滅すること。ほとんどの仕事をＡＩが担うようになります。さらには、ＡＩが主体となる経済活動によって得られた富を国が分配するようになるだろうという見方もあります。労働成果にかかわらず、生活に必要な分は国から支給されるのです。

そんな時代になると、人々の関心は、**仕事よりも「どう遊ぶか」**に移り、主要産業はエンターテインメントやアミューズメントへと変化していくでしょう。

「なんて楽しそうな時代」と思うかもしれませんが、そんなにシンプルではありません。私たちは、働き、成功体験を積み重ねることで、自信ややりがいを感じてきまし

た。しかし、ＡＩが仕事をする未来、人間に残された仕事に、同じような自信ややりがいを感じられるでしょうか？　「自分はこれでいいのか」と、生きる意味を見出せない人が増えるかもしれません。

そんな新しい時代では、価値ある仕事をするためにも、余暇として楽しむにも、自分の「感性」を周囲に伝えたり、他者の感性を認めたりする力が必要となるでしょう。

「感性」とは、極言すれば**「好き、嫌い」**のこと。「コーヒーが好き」「ミルクが好き」……要は個人の好みの問題で、どちらが正しいということはありませんよね。

しかし、論理性や伝統的価値観を大切にし、自分の感性を無視して生きてきた私たち現代人の中には、「突然好き、嫌いを聞かれてもよくわからない」という人は多いのものです。これからは、「こうあるべき」にしばられ、自分の感性に無頓着な人は、それだけで大きなストレスを抱えやすい時代になっていくでしょう。だからこそ、今からでも自分の感性を大切にしてほしいのです。**自分と他人の「好き、嫌い」を大切にできる人が、充実した人生を送れるようになる**のですから。

思い切って「好き、嫌い」を大切にしてみよう

第3章

人を見る目が変わると
ストレスは一気になくなる

016

「成功体験」がストレスを生み出している!?

「マジメにやれば努力は必ず報われる」――私はそう信じて大人になりました。

小さい頃の私は本やマンガを読むのが好きでしたが、親には「遊んでいないで勉強をしなさい」と厳しくしつけられていたような気がします。両親がともに教育者であったことも関係しているかもしれません。そのおかげで、それなりに成績も良く、何かと表彰される時は必ず自分の名前が含まれていたものです。そうなると先生や周囲の目も変わります。「がんばれば良いことが返ってくるんだな」と幼いながら学びました。

中学時代は、勉強をしながら野球に打ち込みました。泥だらけになって練習に励む毎日。指導者やメンバーに恵まれたこともあり、チームはどんどん強くなり、そして県大会優勝！　「このままがんばれば甲子園も夢じゃない」というところまでいった一方で、自分の実力の限界を知る部分もありました。高校の野球部の監督をする父の冷静なアドバイスもあり、高校は進学校に進みました。高校でも勉強や演劇に全力投球する日々を過ごし、それなりの成果をあげていきました。「マジメにやれば必ず努力は報われる」という確信はますます強くなっていきました。

ところが、それが見事に覆される時が来ました。進学先として選んだ防衛大学校は、まさに〝理不尽〟の連続のような場。上級生の好き・嫌いで物事が決まったり、サボっていた友人が先生に取り入った文章でA評価をとったりということもありました（マジメに考察した疑問を提出した私はD評価）。努力は叶わない、マジメにやっても報われない……。「努力は必ず報われる」という私の信念は砕け散ったのです。

「努力は必ず報われる」は、決して間違ったものではありません。努力がなければそれぞれの成功体験は得られなかったでしょう。でも、大学で理不尽な経験をもって学んだのは、**「現実は、正しいことがすべてではない。努力しても報われないこともたくさんある」**ということ。**正しさの〝程度〟を理解することも大切**なのです。

第1章では、今もっている「価値観」が過剰だと「苦しみ」が大きくなってしまうとお伝えしました。「価値観」は、一見「正しい」からこそ、中身のチェックが必要です。しかも、「成功体験」がある場合は要注意。あなたを苦しめているのは、成功体験によって裏付けられたあなたの強すぎる価値観・信念なのかもしれません。

正しいと信じていることが、実は私たちを苦しめていることもある

017

「正しさ」をゆるめると、気持ちがラクになる

「人に優しく」「最後まであきらめない」「いつも正直に」などなど、私たちは、「人はこうあるべき」という価値観を、親や学校から（大人になってからは会社や周囲から）、何度も刷り込まれてきました。一つひとつは論理的、倫理的には正しいことでしょう。ところが、「ストレスとうまく付き合う」ことを考えると、大きな問題点があります。

まず、こうした価値観はどんなに正しく見えても、**それが絶対的に「正解」だとは言えない**こと。たとえば、「人に優しく」するのは大切ですが、ひどい態度をとる人に優しくするのはムリですよね。「最後まであきらめない」のも大切なことですが、もし入社した職場がブラック企業だったら、さっさと退社したほうが良いはず。「いつも正直に」いることも大切ですが、時にはウソが人間関係をスムーズにする場面もあるものです。

また、**本人が「正しい」と信じているので、実はそれが原因でトラブルや不都合があっても気づけない**というのも大きな問題です。「人に優しく」が強すぎると、嫌い

な人に優しくできない自分を（不必要に）責めてしまい、そんな自分を嫌いになってしまうかもしれません。「最後まであきらめない」が強すぎるとブラック企業に我慢して勤め続け、心身の調子を崩してしまうかもしれません。「いつも正直に」が強すぎると、相手が気に病んでいることをズバリ指摘して傷つけてしまうかもしれません。

価値観は生きる指針となる、とても大切なものです。でも、そんな価値観も、程度が大切です。いつも完璧に価値観に沿った行動をしようとすると、自分もまわりも疲れてしまいます。その時、その場の **〝良い加減〟** があるのです。

こうしたバランス感覚（〝良い加減〟）は、残念ながら知識として教わって修得できるものではありません。日々の人間関係にもまれながら、経験をし、身につけていくものです。日々を生きることは、こうした学びの「実践」そのもの。人間関係のトラブルや悩みに遭遇した時は、「自分が正しいと思い込んでいる価値観の程度を磨くチャンス」と捉えましょう。最初からうまくいかなくても当然ですので、気楽に〝良い加減〟を探ってみましょう。

自分と周囲がラクに生きられる〝良い加減〟を探ってみよう

018

「人は一貫しない」と知ると、一気にラクになる

「仕事は最後までがんばる」「責任をきっちり果たす」「いつもブレない自分である」……私は、こうしたこだわりを**「一貫系価値観」**と呼んでいます。心身の調子を崩したり、トラブルを抱えたりする方の多くは、「一貫系価値観」が強すぎる傾向があります。自分にも他人にも厳しく求めてしまって、結果として「一貫していない」と苦しみ、つらくなってしまうのです。

先日いらっしゃったクライアントのBさんもそうでした。Bさんは建築関係の事務所に長年お勤めでしたが、疲労が重なり、うつっぽくなっていました。

「いつかフリーランスで独立するのが夢」と語るBさん。これまでの経緯をうかがい、私は「一度休職したほうが良いのではないか」と提案しました。ところが、Bさんは「今、休職なんてとんでもない」と難色を示します。「今のプロジェクトがあと1年続くので、それだけはやり遂げたい。今年は事務所に入って8年目。親の反対を振り切ってこの業界に入ったので、何としても10年は続けたい」と言うのです。ただ、Bさんは不眠や食欲不振などの症状も出ていて、かなり調子が悪そうです。

「10年続けるというのはご両親との約束？」

「いいえ。自分で決めたことです」

「そうなんだ。自分で決めたんだね。今、あなたはうつ状態一歩手前のギリギリのところにいる。本当にうつに陥ると、1年から数年は休まなくてはいけなくなるけれど、それでもプロジェクトをやりとげたいかな？」

「……」

結局、Bさんは数回のカウンセリングの後、今の職場を退職して、フリーランスで活動するため、療養と準備期間に入ると自分で決めました。**「私はサイボーグではなくて人間なんだから、決めたとおりにやらり切れなくたっていい。やり切れないことがあってもいいんだと今さら気づきました」**と明るく笑うBさん。

人は万能ではないので「一貫したい」と思っても、そもそもできません。それを理解するだけで、とてもラクになれるし、生きやすくなれるのです。

一貫できないのが人間なのだと、いい意味で割り切ろう

019

人は、生まれながらに「矛盾」している

おもしろいもので、**「人」は生物として、2つ異なる欲求の矛盾の中に存在しています。**「個の保存の欲求」と「種の保存の欲求」です。

「個の保存の欲求」は、**自分が生きのびるため働く欲求**です。あらゆる危険を回避して、身を守る行動に向かわせます。また、自分の身体を守るために、食べる、睡眠をとる、休みをとるなどの行動をとらせます。一方、「種の保存の欲求」とは、**子どもや家族、兄弟、親族など自分に近いDNAを残そうとする本能**です。時には、人類愛、生き物への普遍的な愛に広がるものでもあります。

さて、この2つの欲求は同時に存在しながら、それぞれまったくちがう行動を引き起こします。たとえば、食べ物が一人分しかない時、「自分が食べて生き残りたい」という個の保存の欲求と、「自分は我慢してでも子どもを生き残らせたい」という種の保存の欲求が対立します。このように、相反する欲求の間で生きているのが人間という生き物なのです。

クライアントの中には、「子どもを愛せない。つい手が出てしまう」と悩むお母さ

んがいらっしゃいます。「自分は良い母親でない」と思いつめてカウンセリングにお越しになるのです。こうした苦しみが生まれるメカニズムは、2つの欲求に照らし合わせると理解しやすくなります。「自分よりも子どもを大切にしたい」という母親の思いは、「種の保存の欲求」から生まれるもの。でも同時に、思い通りにならない子育てで睡眠不足になり、イライラしていると、子どもが苦しみの元に感じてしまう。「個の保存の欲求」としては、子どもを排除したくなるのです。子育てが苦しくて、少しでも「子どもが憎い」という気持ちがわいた時、「良い母親」の価値観だけでは「私はなんてひどい母なのだ」と責めてしまうかもしれません。でも、「個の保存の欲求」があることを知っておけば、ただ自分にダメ出しをするだけではなくて、**「そう感じるのも当然の状態なんだよね。家族に協力してもらって少し休もうかな」**と考えることもできるのではないでしょうか？

「母の愛は海よりも強し」は、人の片面にすぎません。人には最初から矛盾があることを知っておけば、自分にも他人にもこれまでよりも少し優しくなれると思いませんか？

自分にも他人にもいろんな面があることを知っておこう

020

私たちを苦しめる「欲求」の同時発動

　私たち人間には、動物として逃れられない宿命がいくつもありますが、その代表的なものが、**「欲求は同時多発なのに、体はひとつしかない」**ということです。

　当たり前のことですが、私たちには、体はひとつしかありません。でも、ノドが渇いたしお腹も空いた……というように、欲求は同時に発生します。そんな時、行動の優先順位を決めてくれるのは、「苦しみ」でしたね。ノドが渇いた苦しみが大きければ、最初に水を飲みに行きます。水を飲んで渇きが収まったら、食べ物を求めて出かけて行く。あまり頭脳が発達していない段階でも「苦しみ」の順位にしたがえば、何とか生きていけたのです。

「感情」が加わると状況は複雑になります。ノドが渇いてお腹が空いた。ひとまず泉に出かけようとしたら、目の前に素敵な異性が現れた。すると恋愛の感情がオン。「ここで行っておかなくちゃ」と行動が変わるわけです。

　さらに理性（思考）が加わるとどうでしょうか？

　オフィスでもうれつに働き、ようやくお昼。「お腹が空いたな。今日はとんかつ定食をガッツリ食べようかな」などとウキウキしていたら、上司が登場。「Cさん、午後イチの会議の資料、早急につくれる？　無理だったらDさんに頼むけど」――Cさんの回答は「はい、すぐやります」。原始人だったら空腹の苦しみが優先され、とんかつ定食を選びますが、Cさんの頭に浮かんだのは、「ここは上司を助けるほうが重要だ」という考え。また、Cさんは後輩のDさんの存在も気になります。「上司の仕事をDにやらせたくない。Dには負けたくない」とも思ったのです。Cさんの中では「休みたい」「食べたい」という欲求や「上司を助けたい」「後輩に負けたくない」という感情が同時多発。最終的には理性がひとつを選択し、行動しますが、私たちの中には満たされない欲求がたまっていくのです。それらは我慢により抑えつけられていますが、ある時、爆発してしまうこともあります。

結局、人は「一貫しない」。それが宿命なのです。

欲求は同時多発、体はひとつ

021

「本当の自分」なんてものはない

ある日、カウンセリングにいらした40代の女性Eさん。10年間、広告会社の営業職として多忙な日々を過ごしていました。二人のお子さんの子育てとハードな仕事を両立する頼れるワーキングマザーとして社内外から評価され、その年、リーダー職に昇格しました。ところが、夏の大きなプロジェクトが終わった後、過呼吸で倒れてしまったのです。療養した後、一度は復帰したのですが心身の調子は回復せず、現在はうつ状態の診断を受けて、休職しているとのことでした。

「こうなってみてようやく、本当の私に気づいた気がするんです。会社のみんなは私のことを、仕事をバリバリこなす強い人だと思っています。でも本当の私はプレッシャーに弱くて、眠れなかったくらいなんです。復職にも失敗しちゃいました」

Eさんは、ひどく自信を失っているようです。

私がEさんのようなクライアントに接する時、いつもお伝えしていることがあります。クライアントは「本当の私は○○なんです」とよく口にするのですが、**本人が思う「本当の私」など、どこにもいない**ということです。なぜなら、人の心はひとつではないから。**いろんな心、いろいろな自分が同時に存在しているのが人間なのです。**

「プレッシャーに弱い」「眠れなかった」のもEさん。でも「バリバリ仕事していた」のもEさん。どれも全部「本当のEさん」です。

私の話を聞いたEさんは、**「弱い私も強い私も、どちらも私なんですね」**と少しホッとした顔でうなずきました。ここにも、「人は一貫しているべき」の価値観が透けて見えますね。

また、中には「誰にも知られていない私」こそ「本当の私だ」と思いこんでいる人が多いようです。でも、実際は、「誰にも知られていない私もいる」というだけのこと。

ほかのみんなによく知られている私。家族やパートナーしか知らない私。自分しか知らない私。自分も知らない私。**そのすべてを統合したものが、「本当の私」なのです。**

「がんばりたい自分」も「なまけたい自分」も、どちらも本当の自分

「本心」もないと知ると、ラクになる

前述のEさんの続きです。カウンセリングを進めるうちに、心にわだかまりがあることがわかりました。それは、イライラが止められず、言うことを聞かない上の子どもに複数回手をあげてしまったということ。それがショックで、思い悩み、私のカウンセリングに来る前も、ある子育てセラピーに行ったそうです。その際、Eさんはセラピストのすすめで、自分のお母さんとの関係をたどり直してみたそうです。

「母との関係は、それほど悪いわけではないと思っていました。母のサポートなしでは今の仕事も続けられませんでしたし。でもセラピストの誘導で思い出した事件がありました。実は、母はいつも4歳下の妹の味方をして、私には『お姉ちゃんだから』といろんなことを我慢させていたんです。ケンカをして妹を叩いてしまった時、母は激怒して私のことを叩いたんです。その場面を思い出して、私、号泣してしまったんです。あの時、母は本気で私のことを憎んでいたけれど、私は母にもっと優しくされたかった……」

セラピストの方は、「よく大切な気持ちに気づきましたね。その時の痛みがあるから、上の子が泣くと、心の中の本当のあなたも泣きたくなってしまう。そこにフタをしていたから叩いてしまうのです。でも本当の気持ちを受け止められれば、やがて浄化されていきますよ」と語り、セラピーは終わったそうです。この直後Eさんは休職に入ったので、時間に余裕ができて叩いてしまう場面はたしかになくなったとのこと。でも、「そんな心の傷をもっている自分に優しい子育てができるのか……」と、どこか漠然とした不安のようなものを感じているそうです。

Eさんが苦しい気持ちをじっくり吐き出せたのですから、私は、こうしたセラピーを否定するつもりはありません。けれども、少し注意したほうがいいなと思うのは、セラピストが「たったひとつの本当の心」を前提にしていることです。

「たったひとつの本当の心」など存在しません。実際は、Eさんという一人の人間の中に、いくつもの「心」が同時に存在しています。過去の出来事についても、本当は「お母さんが憎い」「叩かれて悲しい」という感情とともに、「妹に悪いことをしてしまった」「もっと優しくなりたい」など、いろいろな思いがあったはずです。

だから、上のお子さんへ手をあげたことを、すべて自分の子ども時代の体験のせいにする必要などないのです。

子育てに関して言うと、**苦しさの原因は社会的な影響も大きい**のではないでしょうか。Eさんが子どもの頃と今とでは、子育ての環境、世の中の雰囲気はまるでちがいます。ワンオペ育児で疲れていれば、「種の保存」よりも「個の保存」の欲求のほうが強く働き、子どもを排除したくなったとしても、まったくおかしなことではないのです。

能力が高くて優秀な人ほど、早く原因を究明し、問題解決をしたがります。でも、**心はそんなに単純なものではない**のです。

苦しい時は、矛盾する自分をさまざまな角度からながめて、「人というもの」をじっくり観察してみませんか？ そうすることで、きっと苦しみがほぐれてくるでしょう。

ひとつの心だけが、トラブルの原因だと思い込まない

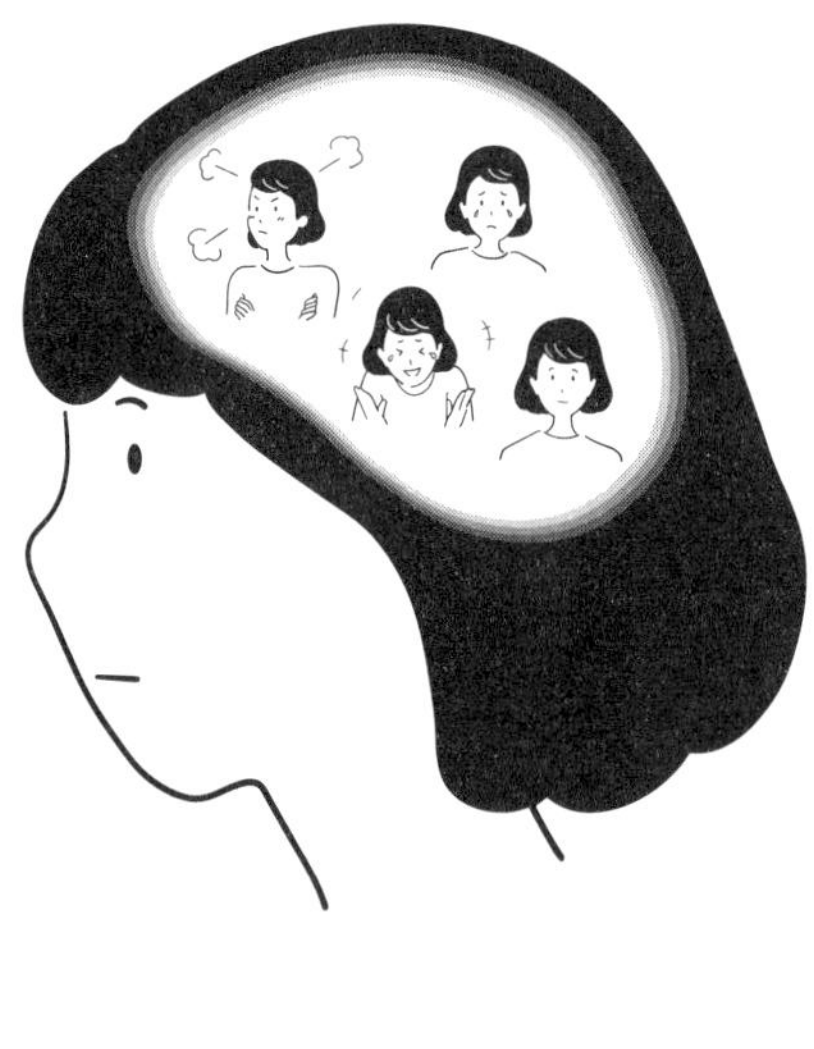

023

ままならない自分の心を見つめるヒント
～書き込みフォーカシング～

心にわだかまりやトラブルがある時、気持ちを整理するための具体的な方法のひとつとして「書き込みフォーカシング」を紹介します。私のカウンセリングや講座などでもオススメしている、たくさんの心の声を聞くための方法なのですが、一人でもできる、簡単でとてもおもしろいワークです。

【書き込みフォーカシングの進め方】

1. 1枚の紙と筆記用具を用意する

2. 気になっている問題について書き出す

3. その問題について思うこと、感じていること、気持ち、感情のすべてを、1枚の紙にどんどん書き出していく

＊文章でも、断片的な言葉でも、イラストでも表現方法は自由

＊自分では見たくない気持ち、矛盾した気持ち、小さな気持ち、大きな気持ちも、洗いざらい、紙の上にアウトプットする

＊「重たい感じ」「ギザギザしている感じ」「ぴたっと張り付いた感じ」など、雰囲気や感触を、言葉や色や図形で表現しても良い

4.「気になっている問題」以外にも、関連して思い出した別のことが出てきたら、それも書き出していく（さらに気持ちや感情をすべて書き出す）

5.ある程度書けたらいったん紙を置いて姿勢を正し、深呼吸を数回してみる。体をリラックスさせてからもう一度、紙をながめると、新たな気づきがある場合が多い。それをまた書いていく。やめたくなったら、いつでもやめて良い

【書き込みフォーカシングの効果】

・どこかに提出するものではないので、遠慮なくすべてを書き出すことに集中する
・「書く」ことで心はスピードダウンし、自分のことを客観視しやすくなる
・「隠れていた気持ち」「無意識に無視していた気持ち」が見つかりやすい。こうした気持ちは、表現されるだけで少し落ち着きやすくなる
・「自分の心は一貫しない」ことが視覚的にわかる場合もある
・書き出すだけでスッキリすることもあるし、何かの気づきが得られることもある（結果が得られなくても気にしない、というのもひとつの気づき）

この書き込みフォーカシングを、前述のEさんにも取り組んでもらったところ、次のような感想をいただきました。

「たしかに、セラピーで気づいたこと以外にも、いろんな要素、思いがあることが具体的に視覚のイメージとしてつかめました。当時は〝私は母親失格だ〟という思いで頭がいっぱいでしたが、書いているうちに〝夫や母にもっと助けてほしい〟という思いが出てきて自分でもビックリ。でもここに書いたことが全部自分のパーツだと思えたら、以前ほど自分を責めなくなったと感じます」

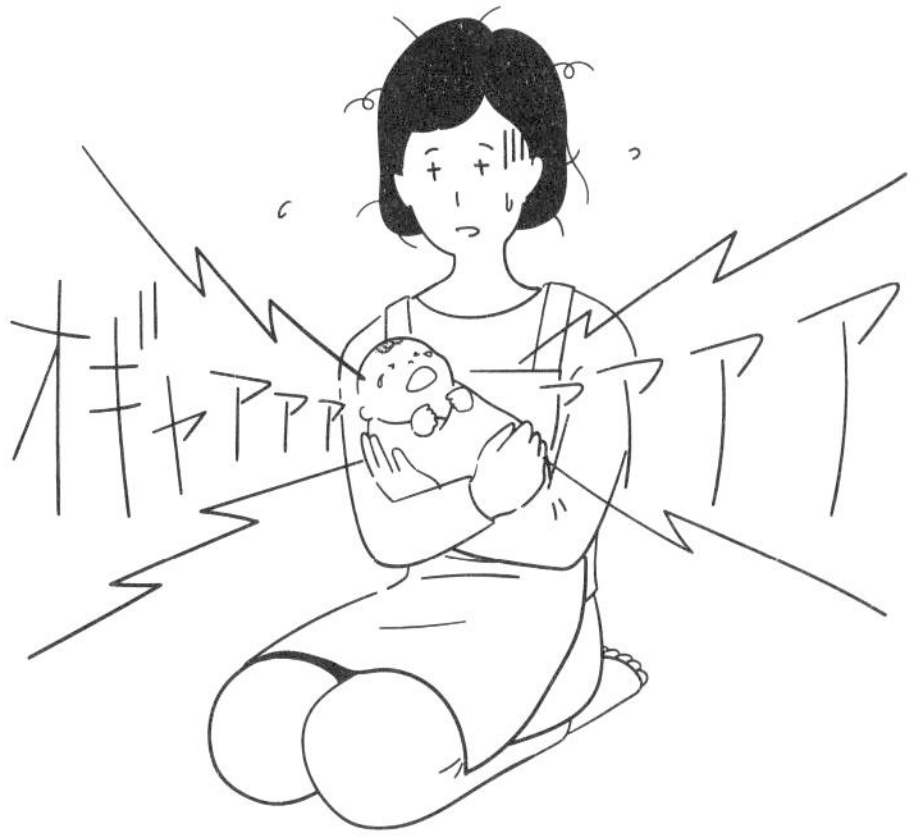

書き込みフォーカシングでいろんな気持ちを認めよう

024

人は、TPOでコロコロ変わる

「新郎○○、あなたはここにいる新婦○○を、健やかなる時も病める時も、富める時も貧しい時も、妻として愛し、敬い、いつくしむことを誓いますか？」

結婚する時、多くの方がこうした誓いを立てますね。でも、「心の本質」から考えると、この愛の誓いには、残念ながら少し厳しい解説が必要になってしまいます。

綾小路きみまろさんの漫談ではありませんが、付き合い始めたころや新婚の時、夫（妻）はあんなに優しく、ステキだったのに、今は何だか、だらしなくて許せなくなり……なんてことは、決して少なくありません。

「恋愛」という感情の賞味期限は約3年と言われていますが、そもそも人というのは時間とともに、簡単に変わってしまう生き物です。だからと言って本能のままに夫婦関係や家族関係を解消していたら、社会は立ちゆかなくなってしまうでしょう。

「健やかなる時も病める時も……と誓っても、人は時間、場所、状況（TPO）でコロコロ変わってしまいます。もともとムリのある道だけど、法律で決められているし、トラブルも減らせるので、できるだけ仲良くしてみませんか？」

これが「心の本質」的な愛の誓いです。**「努力目標」**と言ってもいいかもしれませんね。一方で、どうしてもムリが生じる可能性もわかっているので、離婚の制度も用意されているわけです。結婚生活は何かとストレスを感じるものですが、**「夫婦の関係は努力が必要なもの」**と最初から思っておけば良いのです。そうすれば「恋愛の3年間の魔法」が解けた時にも、相手に裏切られたと思ったり、相手に失望したりすることが、かなり減るのではないでしょうか。

これは仕事や子育て、人間関係全般で言えること。人は時間が経てば、環境が異なれば、変わるものです。体調や天候、その時の人間関係によって、あっという間に言葉も行動も変わるのです。仕事でミスが続いて「明日にでも辞表を出そう」とクヨクヨしていても、お客さまに「ありがとう！」と感謝されたら、前向きな気持ちになれます。疲れて子どもが可愛くないと思っても、少し休んでリフレッシュしたら「やっぱり可愛いな」と思えることもあるでしょう。**良くも悪くも、人は簡単に変わる**ということを知っておくことで、他人に優しく、自分にもうんと優しくなれるのです。

コロコロと気持ちが変わる自分、他人を認めてあげよう

025

「一貫性にこだわる自分」も、自分の大切な一部

この章では、「人は一貫しない」という実態を、いろいろな角度から紹介してきました。「人は一貫するべきだ」という価値観で苦しんでいる人は本当に多いので、講演や勉強会などの場でも、よく取り上げるトピックスです。

実際に、私が「〝人は一貫しないもの〟と知っておいてください」と話すと、「たしかに自分は、それで苦しんでいたのかもしれない」と、納得してくださる方は多いものです。そして、「〝一貫しよう〟というこだわりはやめよう」と考えて、すぐ実行しようとしてくれます。それは本当にすばらしいことだと思いますが、別の機会にお会いした時、「ついクセで、〝最後までがんばろう〟としてしまいました……」などと話す方は決して少なくはありません。中には、まるで自分を責めるかのように話す方もいるのですが、私は、「一貫しよう」と意図すること自体を止めているわけではありません。その気持ちもまた大事にしてほしいのです。

「最後までがんばる」「筋をとおす」といった態度は、社会が私たちに対して強く求め、教育してきたスタイルです。

たとえば、先生からの「気をつけ」の号令で手足をピシッとそろえ姿勢を正す……おそらく多くの方が経験したことがあるのでは？　これは自然な姿勢ではないので、自分から好んでしたいものではありません。でも、姿勢をくずすと先生から怒られるから、がんばって「気をつけ」を維持していたという方がほとんどではないでしょうか。これも社会が私たちに「一貫すべき」と求めていることの現れ。また、「まわりから求められるものに応えたい」と考えるのも、私たちの自然な欲求なのです。

これまでは、「一貫するべき」という価値観の弊害を多く語ってきました。けれども、「一貫してはいけない」というひとつの考えに固執するのも、また弊害があります。

一番大切なことは、あなたが、うまくバランスをとれるようになることです。**矛盾だらけの自分、どんな自分も「すべて自分だ」と認められる**ことを**「自己一致」**といいます。自己一致ができている人はバランスに優れているので、ストレスがより少なくなっていくでしょう。ストレスとうまく付き合うために、**「どんな価値観、どんな自分もアリなんだ」**と思えるしなやかさを磨いていきましょう。

「一貫できない自分」も「一貫したいと思う自分」もすべて自分

026

「親友妄想」が、ストレスをつくる

「実は、私には親友と呼べる人がいないんです……」

カウンセリングの場で、苦しそうに告白するクライアントは少なくありません。私が、「親友ってどういうものですか？」と聞くと、「幼なじみで、大人になった今でもずっと仲良しの人」「お互いのことを知り尽くしていて、何でも話し合える人」などという答えが返ってきます。さらには、このように続きます。「ふつう誰でも親友と呼べる人がいるのに、私にはいない」「親友ができない私はダメな人間だ」。

親友がいないことで、とても苦しい思いをされている方、プレッシャーやストレスを感じている方は本当に多いものです。

でも、私ははっきりとお伝えしています。**「親友なんて妄想ですよ」**と。時間が経てば好みは変わるし、人付き合いや人間関係も変化するのが当たり前です。もちろん、「幼稚園や小学校の時から大人になるまでずっと仲良し」という友だちをもつ人もいます。でも、それは決して多くはありませんし、私の感覚ではとてもめずらしいこと。「ずっと仲良し」の人などいないほうが、ふつうなのです。

ある教育関係者の方から、こんな話を聞いたことがあります。

「小学校で子どもたちをよく観察しているとおもしろいですよ。ある時期に、すごく仲良くしている2人組がいたとしても、その関係が続くのはおよそ3週間程度です。その後はケンカをしたり、ほかの子に関心が移ったり、新しいメンバーが加わったりして、子どもの人間関係はどんどん変化していくんです」

「私には親友がいない」と悩む方は、「人は変わらないはずだ。変わらずにいるべきだ」という「一貫したい系価値観」に、無意識にしばられていて、ずっと変わらない友情や愛情を求めているのかもしれません。

でも、私たちは一貫しない生き物です。だから、親友がいないほうがふつうなのです。ましてや「親友がいない自分は人としてダメなのでは」なんて思う必要はありません。誰かとずっと仲良しであることよりも、**今、一緒にいてくれる人との付き合いを大切にすることのほうがずっと意味がある**ことなのです。

「親友がいない」ほうが一般的

027

「あいまいな記憶」が、あなたを苦しめている

カウンセリングでは、「私は親に大切にされなかった」などと、過去の出来事に苦しんでいる人が多いものです。過去の出来事とは「記憶」のことですが、実は人の「記憶」とは、とてもあいまいなものなのです。

記憶は、原始人の頃にそなわった機能。毒のある食べ物はどれか、猛獣のすみかはどこかなどを記憶していないと、生き残れませんでした。「記憶」は、危険から命を守るための機能なので、**傷つけられた記憶ほどしっかり保存されます。**しかもその嫌悪感は誇張されます。一方、記憶できる量には限度があるので、不要な部分はそぎ落とされてしまうのです。たとえば、命にかかわるような食中毒の記憶はしっかりと保存されますが、何気ない毎日の食事の記憶は、あっという間に忘れ去られていきます。

このように、**記憶とはかなりデフォルメされた「イメージ」**。しかも、実際にあったことのうち、悪いものだけが、より強烈に加工されて保存されます。

この記憶のメカニズムは、私たちのストレスを生み出すもののひとつでもあります。なぜならば、原始人の頃のような命の危険だけではなく、毎日の生活で起きる小さな

「傷つき体験」でも、記憶のメカニズムが働くからです。実際は、それほどの危害がないので、頭では「大したことはない」と理解していても、何度もくり返されると、相手に対する嫌悪感が記憶（イメージ）として蓄積され、どんどんふくらんでしまうのです。

「私は親に大切にされなかった」と苦しむ方が多いと書きました。もちろん大変な経験をされた方もいらっしゃいますが、中には、一般的なしつけが、「とてもひどく攻撃された記憶」として残ってしまっていることも多いようです。「あの人から傷つけられた」という記憶は、あなたの中だけのイメージで、親が同じように感じているとは限りません。だから、親に謝罪を求めても納得のいく返答がもらえないことも多い。

そして、それにまた腹が立つ……。しかし、あくまでも記憶は事実ではなくて、イメージなのです。あてにならないものだと理解して、風化するのを穏やかに待つほうが賢いのではないでしょうか。

記憶はかなりあてにならないから、適度に距離を置こう

028

「変わらないはず」が、私たちを苦しめている

「記憶」とは、細部がそぎ落とされて、デフォルメされた「イメージ」。あやふやなものなので、あてにならないものです。同じように、**人の「感情」も、かなりバイアス（偏り）がかかっているので、これもあてになりません。**

「この人は運命の人だ！」と突然恋に落ちるのは、感情のバイアス効果によって起きること。好きな人が「おはよう」と言うだけで、キラキラとまわりの空気まで輝いて見えます（客観的に見たら、ふつうの挨拶であったとしても……）。強烈な感情であればあるほど、それこそがゆらぐことのない真実のように感じられますが、感情は賞味期限つき。恋愛の賞味期限は3年というのは、70ページでも紹介しましたね。3年経てば生まれた子どもも一人歩きを始めて、何とか生存率が高まる時期。その間、男女二人が協力できたほうが、DNAの生存戦略として有利です。そして期間を過ぎれば感情は役割を終え、バイアス効果も薄れていきます。シンデレラの馬車もカボチャに戻るのです。**「この愛だけは貫きたい」と人は思いますが、感情は、いつかは冷めるもの。**恋愛だけではなく、友情、仲間で誓った団結力、忠誠心、国家に対する正義、

信念なども同じです。

若い時ほどこうした感情が正しく、美しいものだと思い込み、愛のため、仲間のために命さえ投げ出そうとします。こうした態度もまた「一貫したい」という価値観の現れですが、若ければ若いほど一途になりやすくなるのです。

そして、その感情が裏切られた時には大きなショックを受ける。冷たい言い方に聞こえるかもしれませんが、**「感情はあてにならない」**と覚えておくと、「裏切られた」という思いは少なくてすみます。でも、どんなに年齢を重ね、失恋や裏切りなどの手痛い経験をくり返しても、何度でも感情は私たちを錯覚させようとします。それもまた、人のひとつの姿、人生の彩り。感情がない人生は、ずいぶんと味気ないものになってしまうでしょう。**人生は甘いばかりではなくて、ほろ苦さも塩辛さもある。それを教えてくれるのが、ままならない感情です。**さまざまな味わいを知ってこそ、自分にも他人にも、優しさと許しが生まれてくるのでしょう。

感情は、移ろうもの。だからこそ人生を豊かに彩る

029

超シンプルな人間関係の法則
～疲れている時はイヤなヤツ～

なぜかイヤな態度をとったり、トゲのある物言いをする人はいるものです。誰かにストレスを感じた時、私たちはその人の性格や能力など、固定的な要素のせいだと考えがちですが、それよりまずは、**「疲労という一時的な要素のせいかもしれない」**と考えてみることをオススメします。

人は疲れてくると、これ以上のエネルギーを絶対に使わないように、いろんな感情が強く働くようになります。特に邪魔する可能性のある人を遠ざけようとして、怒りの感情が強く発動します。また、相手に配慮するエネルギーもないので、無意識のうちにとてもイヤな態度をとってしまいます。理不尽なことを要求する上司、自分の足を引っ張る部下、何の緊張感もない同僚などに無性にイライラしてくるのです。

「感じが悪い」「人格を疑う」と感じるような態度をとる人は、もしかしたら疲れているのかもしれません。そして、本能的に余裕のない態度が出てしまっているのでは？

職場でイライラしている人も、実は家庭でトラブルを抱えていたり、育児や介護で慢性的な疲れがたまっていたり、たまたま睡眠不足だったりすることもあるでしょう。

人は、疲れている時は〝イヤなヤツ〟になるけれど、疲れていなければ〝いい人〟になる。これは、人間関係の、とてもシンプルな法則です。

実はこの法則、自分にも当てはまります。**あなた自身が疲れていれば、同じ相手でも〝イヤなヤツ〟と感じますし、元気ならば〝いい人〟もしくは気にも留まらない〝どうでもいい人〟となるのです。**あなた自身も人間という動物。疲労の度合いで相手への許容範囲がグンと狭くなったり、広くなったりするのです。

私の知り合いに、「苦手な相手との打ち合わせはランチタイム後にしている」という人がいます。「お腹が空いているとイライラしがちで、打ち合わせもうまくいかない気がする」とのこと。ここまで実行する人は少ないかもしれませんが、相手と自分のエネルギー、疲労を意識することは、人間関係を円滑にするポイントのひとつ。そして、「最近イヤなヤツが増えたな」と感じるならば、相手の悪意をあれこれと想像する前に、まずは自分が休養をとってみると良いのかもしれません。

誰かにストレスを感じたら「この人、疲れている？　自分は？」と考えてみて

030

「話せばわかる」と思ったら、大間違い!!

「この人は、どうしてこんなにも話が通じないのだろう……」

上司や部下、同僚、またはパートナー、家族、親戚、友人、知人に対して、こんな思いを抱いたことがある人は多いと思います。

「話しても通じない」というコミュニケーションのストレスを感じた時は、**「話せばわかると思ったら大間違い」**という認識からスタートすることをオススメします。

なぜなら「話がわかる」のは、エネルギーが十分で、かつ感情を波立たせるトラブルもない、とても条件が良い時だけだから。これは、ごく限られた幸せなシチュエーション。もし相手が疲労していたり、感情的になっていたりすると、あっという間に「理性」は効かなくなります。

理性が働いている時、私たちは物事の先読みをすることができますし、理性に基づく発言や態度は、多くの人からの同意を得やすいものです。たとえば、「このプロジェクトが広まれば社会をこのように良くできる」といったビジョンは、お互いの理性が効いている間は支持されやすいものです。ところが次第に誰かが疲れてきたり、トラブルが発生したりすると、理性よりも「感情」が大きな影響を与えるようになり、原始人的な感覚で仕事の押しつけ合いが始まってしまいます。どんなに団結していたチームでも、どんなに優れたリーダーがいても、簡単にバランスが崩れてしまうのです。

理性は、メンバーの疲労の度合い（加齢も含む）、感情、価値観、記憶力、思考力などで刻一刻と変わります。若い人ほど、この事実は受け容れ難いかもしれませんが、経験や年齢を重ねるほど、体感していくことでもあります。

「あの時、部長はたしかにそうおっしゃいましたよね？」と思っても、それはその時点の部長の判断。部長も疲労、感情、価値観、記憶力、思考力が変化するのです。「え？俺、そんなこと言ったっけ？」と、とぼけるスキルもまた、年の功であったりもしますが……（笑）。業務の進行の問題はさておき、あなた自身のストレスをゆるめるためには「話せばわかる」という信念を疑ってみるところから始めてみてください。

「覚えちがい」「聞き忘れ」「勘違い」はあって当たり前だとあきらめよう

031

イヤなことが起きた時の、典型的なパターン

これといって具合が悪いわけではないけれど「今日、仕事に行くのが何となくイヤだな」と思った時、あなたどうしますか?

①我慢する ②無視する ③「行くべき」と自分に言い聞かせる ④そもそも「そんなことがない」(気づかない) ⑤仕事を休む

多くの方は、①〜④のいずれかの方法で、結局会社に行く(在宅勤務の場合は、仕事をする)ことを選びます。日本人である私たちは、「勤勉さは正しい」というかなり強固な価値観をもっています。何となく疲れを感じて「休みたいなぁ……」と思っても、「でも、今日は定例会議があるし、あの仕事も進めておかないと……」などと理由をつけて、結局仕事に行くという選択をするのです。イヤなことがあっても「我慢する」「無視する」「言い聞かせる」。こうした対処法は、幼い頃から徹底的に鍛えられてきたものです。「勉強をしたくないなぁ」と思っても、「やるのが当然」と、勉強するように仕向けられてきました。そんなことをくり返すうちに、「勉強したくない」

という気持ちを感じるとつらいので、「気づかない」という対処法も、知らず知らずにうちに身につけてきたのです。

もちろん、こうした対処法は、社会をスムーズに運営するためには必要なことです。けれども、知っておいてほしいのは、**あなたが自分の気持ちよりずっと大切にしているその価値観は、必ずしも絶対に正しいものではない**ということ。

自衛隊がイラクに行った時のことです。現地の業者が決められた約束の時間に来ないということがありました。結局その業者が来たのは約束の1日後。「どうして約束どおりに来なかったのか」と問いただしても、まったく悪びれる様子もなく、何が問題なのかもわからないようです。彼らの言い分はこれ。

「ちゃんと届いたのだからOKでしょ？　すべては神様の思し召しだよ」

砂漠では「明日行きます」と言っても、砂嵐で行けなくなることはよくあること。自然には歯が立ちません。私たちの当たり前は、決して当たり前ではないのです。

「我慢する」「無視する」「言い聞かせる」以外の対応もある

典型的なパターン以外で、イヤなことに対処する

イヤなことは「我慢する」「無視する」「言い聞かせる」「気づかない」のが、典型的な対処法のパターン。今の日本のように「人は一貫すべき」「最後までがんばるべき」という価値観が強い社会では、それも仕方のないことでしょう。また、こうした勤勉さのおかげで、私たちは豊かな生活を送れているのも事実です。

けれども、「我慢する」「無視する」「言い聞かせる」「気づかない」というこれまでの典型的な対処法は、今の私たちには大きなデメリットも生み出しています。それは、「疲れたから休みたい」と感じても、「〝疲れる自分〟〝休みたいと感じる自分〟はダメ」と、自分の自然な気持ちや欲求を否定してしまっているということ。自然体の自分を否定するこの態度を、私は〝自分叩き〟と呼んでいます。しかも恐ろしいのは、**あまりにも幼い頃から当たり前に〝自分叩き〟をしているため、それが自分を否定していることだと気づいていない場合もある**ということ。

ここ数年、「自己肯定感」に関する書籍を多く見かけます。何かにつけて自分を否定してしまう心のクセに、多くの人が気づき始めているのでしょう。

とは言え、「自分はダメだと思うこと」のがすべて悪いわけではありません。何か失敗をして「あーダメだった」と反省をすることは必要でしょう。結果を真摯に受け止めることで、学習し、次の行動に活かしていくことができます。

問題なのは、自分の気持ちや欲求にダメ出しをしてしまうこと。欲求は自然なものなので、何度でもわきあがるものですが、その都度ダメ出しをするとなると、回数はふくれあがります。ダメ出しの回数が増えれば増えるほど、それは強い信念へと変わってしまいます。そうして、「私には価値がない」と自信のない大人が増えてしまうのです。自覚はないかもしれませんが、自分へのダメ出しは、エネルギーを消耗します。ダメ出しをくり返すうちに疲れ果ててしまい、うつ状態に――そうなると「ここで休んだら人生の脱落者になる」と、ネガティブな思考が働くようになり、余計に休めなくなってしまうのです。現代を生きていく私たちは、社会が求めることと、自分の心が求めることのバランスを見極めていくことが大切です。特に**今の日本だと、自分の心の声を、思い切りひいきするくらいでちょうど良い**かもしれませんね。

自分にもっともっと優しくしよう

033

「私は○○だ」と思うことが、正しいとは限らない

自分も含めて「人は一貫しない」ということを、さまざまな角度からお伝えしてきました。「私はメンタルが弱い」「私はウソが嫌いだ」など、自分に対するイメージのほか、「○○さんはこういう人だ」「○○は正しい（間違っている）」など、私たちは思った以上にある評価を、疑いようもなく受け容れながら生きています。「こんなことするなんて信じられない」「○○は当たり前でしょう」。他人に対しても、自分に対してもこんな思いが浮かんだら、一度立ち止まって、じっくりと考えてみましょう。

□自分が感じる正しさを本当にほかの人も感じている？　「程度」のちがいがあるのでは？
□自分の感情、感覚はゆるぎないもの？　一時的なものでは？　ただの理想では？
□自分のもつ人物像は、本当に正しい？　いつもそう？　見えていることがすべて？
□その人の感動的・感情的な発言は、本当に事実に即している？

本能、感情、欲求、理性、意識・無意識、価値観、TPO……。私たちを形づくるこれらの要素は、さまざまなものから影響を受けて、その都度変化します。「私は○○だ」「人とはそういうものだ」という固定的な評価は、真実のほんの一面だけしか捉えていないことが多いのです。

また、気をつけなくてはならないのは、私たちは「温室育ち」であるということ。「社会はこうあるべき」「人はこうあるべき」という理想は、あくまでも理想にすぎません。「人は○○だ」という現状認識が理想に引きずられてはいけません。現実と理想はちがうということを理解しないと、ストレスばかりが大きくなってしまいます。人や社会がいかに多様なものなのかを知ることは、生きることそのもの。生きていると思いもよらないトラブルがありますし、トラブルにぶつかるたびに、これまで「正しい」と信じていた軸はゆさぶられ続けるでしょう。けれども、**自分も相手も、常に変わると知っておければ、必ずバランスをとっていけるようになります。**バランスを学べば学ぶほどラクになり、生きることがおもしろくなっていくでしょう。

「人は一貫しない」からこそ、人生はおもしろい

第4章

感情とうまく付き合う

034

そもそも、感情とは何か？

日々感じるイライラや怒り、不安や嫉妬、悲しみ。「ネガティブな感情さえ上手にコントロールできたら、もう少しストレスフリーに生きられるのに……」と、考えたことはありませんか？　私は、自衛隊員のメンタルヘルスを担うカウンセラーとして、「感情」とどのように付き合ったら良いのかを長年考えてきました。そして、2016年から一般向けにわかりやすく紹介しているメソッドが「感情ケア講座」です。この講座は、**「感情はあなたを守ってくれる機能ですよ」**という説明からスタートします。このように聞くと、おそらく「本当に？」と疑問に思う方がほとんどでしょう。でも、しっかり考えてみると「私たちは感情があるおかげで、今日まで生きのびることができた」と感じていただけることでしょう。

あらためて感情の成り立ちを説明しましょう。人の本能に「快と苦のシステム」がありました。「ノドが乾いた」「お腹が空いた」「休みたい」と欲求が同時に生まれても、体はひとつしかない私たち。その中で一番苦しみを感じる欲求を選んで、行動に移しているのでした。このシステムの上に加わったのが「感情」です。

たとえば、猛獣に追われていたら「恐怖」を感じます。逃げている間に、「疲れた」「ノドが乾いた」という欲求が大きくなってくるかもしれません。「快と苦のシステム」だけなら、そこで止まって水を飲もうとするかもしれませんが、それでは猛獣に襲われてしまいます。多少疲れていても、ノドが渇いていても、「逃げる」という行動に専念できる必要がありました。それを可能にしたのが恐怖という**「感情」**です。

感情がもつ役割

種類	役割
怒り	敵に反撃、威嚇する、縄張りや仲間を守る
恐怖	危機から逃げる
不安	将来の危険を予測、シミュレーションする
悲しみ	引きこもらせ、態勢を整える
愛	仲間をつくり助け合う、子どもを育てる
恋愛	性行為に向かわせ、子孫を残す
無力感	歯が立たないほどの相手から距離をとらせる
あきらめ	ムダなエネルギー消費を中止し、次の課題に向かわせる
喜び	安全、生存のために必要な物資などの情報を分かち合う
妬み	自分の取り分を確保する

そして、何とか猛獣から逃げ、少し休もうと思っても、夜になると猛獣が襲ってくる可能性が高いので、眠らずに警戒を維持しなければなりません。そうさせるのが、**「不安」**の役割です。また、猛獣に襲われケガをした時に傷が治るまでしばらく安全な住み家に引きこもらせるのは、**「無力感」**や**「悲しみ」**の役割。どれだけ不安でも、落ち込んでいても、家族や仲間が猛獣に襲われたら立ち向かう気力を与えてくれるのが、**「怒り」**の役割。このように感情が発達したおかげで、さまざまなアクシデントに対応できるようになりました。その結果、個としても種としても生き残る確率を高めることができたのです。

「感情」とは、まさに、私たちの「命」を守ってくれている機能。ただし、**元々、感情は、「生きるか、死ぬか」という場面で発動されたものなので、仕様としては「命がけ」**。そのため、生死をかける場面に出くわすことがほとんどなくなった現代人にとっては、かなり過剰なもので、もてあまし気味だと言えるでしょう。これが、私たちが感情に振り回されてしまうメカニズムなのです。

「感情」は原始人仕様で、現代人にとってはかなり過剰なもの

035

感情は、「頭」と「体」を乗っ取ってしまう

「感情」はひとたび発動すれば、あなたの頭と心を乗っ取ってしまいます。「怒り」の感情を例に考えてみましょう。「ものすごく怒りを感じた場面」を思い出してみてください。その時の心と体はどのようになっていましたか？

「心臓がバクバクした」「言い返さずにはいられなくて言葉が止められなかった」「大声が出た」「手が震えた」「相手をやり込めたくなった」「無意識に手が出た」「何かを壊した」「悔しくて夜も眠れなくなった」など、いろいろな感覚があったでしょう。一時的にいつものあなたとはちがう感覚になっていたはずです。

感情の仕様は命がけ。「上司に何か言われてカチンときた」などの日常的な場面でも、原始人的な怒りの感情レベルでは「殺し合い」。やるかやられるかです。相手を倒すために、私たちの頭と体を一瞬で **〝怒りの戦闘モード〟** にセットするのです。

○怒りの戦闘モード

【頭】 相手の攻撃があるという前提で見るので、被害妄想的な視点で、相手の悪意を

検索する。自分の弱さを忘れて、あたかも自分が相手より強いと錯覚させる。これから自分が行う（すでに行っている）残虐行為は、自分たちを守るための正当な行為、正義であると錯覚させる。これを機に、勝ち負け、上下関係を確定させたい。

【体】すべての力を発揮できるように、心臓を動かして、全身（特に頭）に血液をめぐらせる。自分を大きく見せるため、全身の毛が逆立つ。攻撃にそなえて体中に力が入る。

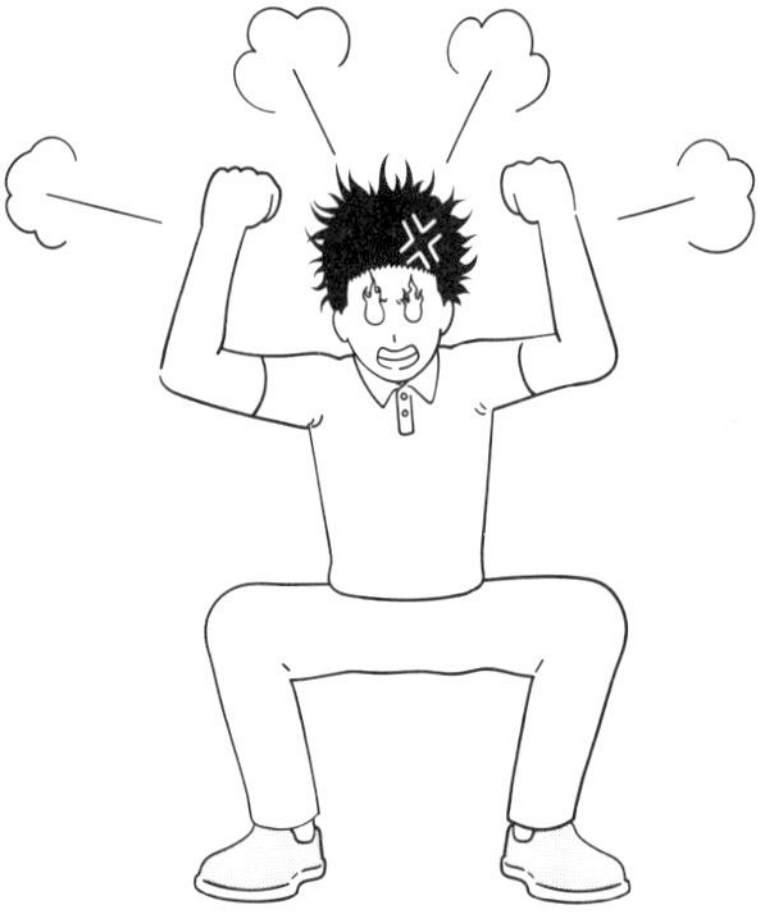

この戦闘モードで、私たちは我を忘れることができます。ふだんどんなにクールであっても、相手が攻撃をしてきたら、反撃せずにはいられなくなります。「売り言葉に買い言葉」でエスカレートしたり、物に当たるなど衝動的な行動をしてしまったり

するのです。

ほかにも「恐怖」の感情は、危険を察知し、いつでも逃げられるように、暗やみに敵の影を見つけさせ、バクバクと全身に血液をめぐらせるなどの準備をさせます。「不安」の感情は、将来の危険をシミュレーションし、眠らずに警戒して（不眠）、食中毒が起きた時にそなえて、いつでも吐けるように胃をムカムカさせたりします。このように、すべての感情は、あなたの頭と体を一瞬で別のモードに切り替えさせて、「あなたを守ろう」「目の前の危機的状況に対処しよう」とするのです。

刺激がある限り、感情は発動し続けます。けれどもこうした感情のモードは、エネルギーをたくさん使うので、そこまで長続きするものではありません。刺激が去れば、感情は役割を終えて、消え去っていきます。

感情には、人を別人に変えてしまうくらいの力がある

036

感情は、実はとても賢いもの

「また感情に振り回されてしまった……」「あの人は感情的な人だから困る」など、私たちは、感情にあまりポジティブなイメージをもっていないかもしれません。でも感情とは、時に理性よりも賢いことがあります。

赤ちゃんをなだめている若いお母さんを見かけて、席を譲ろうとしたことがあります。でも、そのお母さんは「ありがとうございます。立っていたほうが泣かないので、大丈夫です」とにっこりと断られました。子育て経験のある女性にこの話をすると、「そうそう。母親が座ると逆に泣き出すことってありますよ。立ってゆらゆらとゆれているほうが赤ちゃんは安心して眠るんですよね」と、共感している様子。あとから知ったのですが、「お母さんが移動している」と感じる時、抱かれた赤ちゃんはおとなしくなるそうです。人間の赤ちゃんばかりでなく、動物の赤ちゃんも、お母さんが首根っこをくわえて移動している間は、鳴き声を立てないのだとか。

動物の世界において、母子は弱い存在で、外敵から狙われやすいもの。もし、子どもが泣き声をあげると敵に気づかれてしまいます。お母さんは「敵に狙われないように」と、緊張しながら注意を払うことでしょう。こうした母親の緊張を察知した子どもは、移動が始まったら眠るようにしくまれているのだそうです。決して教えられたわけではないのに（多くの大人も知らないのに）、本能はわかっているのですね。

時に感情（本能）が理性よりも賢いという例は、ほかにもたくさん挙げられます。長く付き合うとイヤな面が出てくる人がいます。でも、しっかり振り返ってみると、最初に会った時、どこかに違和感を抱いていたりするものです。仕事で大きなトラブルが生じる時も、最初に感じた「イヤな感じ」を、理性や「こうするべき」で押し殺して進めた結果、おおごとになってしまったなんてこともあります。試験で、最初にひらめいた答えが正しかったのに、迷って書き直したら間違っていたなんて経験をした方も少なくないでしょう。

人間の感情には、驚くほどのデータや知性がつまっています。私たちは、感情のもつ賢さや機動力をもっと尊重してもいいのかもしれません。

感情には理性とはちがう賢さがある

037

「わかっているのにできない」のメカニズム

感情は、〝体感〟と〝イメージ〟を使って私たちを動かします。ここでは感情と体感の関係を考えてみましょう。たとえば「この人といると落ち着くな」とか、「この人といると怒られそうでソワソワする」というように、**「感情」と「体」は密接につながっているのです。**

心の底から納得した時、「腹に落ちた（腹落ちした）」などと言いますね。一方、何かが引っかかる時は「腑に落ちない」とも言います。腑とは内蔵のことで、内臓がゾワゾワした感じを表現する言葉です。「納得」とは理解したかどうかだと思っている方が多いかもしれませんが、理解と納得は別です。「理解」は頭の作業。「納得」は感情であり、体が感じるものです。**「理解はできた。でも、本当にそうなのか納得できない……」**と言うのは、理性はゴーサインを出しても、感情が体感とイメージを使ってストップをかけている状態。「理解」は、情報を得て、分析ができれば一気に進みます。ただ、納得には「体験」が欠かせません。原始人的に考えてみれば、ひとつの選択は「生きるか、死ぬか」に直結するもの。何度か実際に試してみて成功体験が増えて、はじめて「たしかにそうだ」と心底感じられるようになります。

私は、カウンセリングを始めてから、いろんな「納得」を経験しました。当初の私は、カウンセリングは単なる気休めにすぎないと考えていました。自分の問題を誰かに話したところで、その人が問題を解決してくれるわけではないからです。ところが、実際に人に話をしてみると、頭が働き出し、視界が広がっていくのを体験しました。また、カウンセラーとして多くのクライアントを支援することで、「話を聞く効果」を肌で実感するようになりました。ほかにも、人の気持ちや発言がどんどん変わっていくのを間近に体験し、「人は一貫しないものなのだ」と納得しました。以前の私なら、クライアントの発言が変わった時、「以前はこう言っていましたよね」とその人を責めていたかもしれませんが、今では「そうですよね。変わってきますよね」と、心から今の気持ちを尊重できます。

本書で紹介する内容は、カウンセリングの体験の中で、私自身が「納得」したものです。そんな私の体験が少しでもヒントになればいいなと思っています。

わかっているのにできないのは、「納得」していないから

038

「感情」はコントロールできない

「アンガーマネジメント」が流行っているように、私たちは「感情」をコントロールできるようになりたいと考えます。でも、実際にはなかなかうまくいきません。

「感情ケア」の観点では、**すべての感情は、コントロールしようと思ってもできない**と考えます。なぜならば、そもそも感情とは、頭と体を乗っ取る本能のシステム。そのパワーは、衣食住の欲求と同じレベルです。「お腹がすいたと感じてはダメ」「寒いと感じたらダメ」なんて思いませんよね。「イライラしちゃダメ」というのも、それと同じレベルのこと。感情を支配下に置こうしても、小船に乗った私たちが巨大な波に抵抗しようとするのと同じような、ムダな抵抗になってしまうのです。

ならば、大波をコントロールしようとするのではなくて、転覆しないようにやり過ごしながら、最終的に目的地に到着することを目指せば良いのです。つまり、感情の波を何とかやり過ごしながら（＝ケアしながら）、自分自身の心身のトラブルや、人間関係のトラブルを回避できれば良いのです。

講座では、次のように説明しています。あなたの心にストレスのコップがあるとしましょう。いろんなストレスがそのコップに注ぎこまれてきます。一生懸命かき出す努力をしても、入ってくるストレスが多ければ、コップは、やがていっぱいになり、あふれてしまいそうになります。これが、ストレスで「いっぱい、いっぱい」で身動きが取れない状態です。すべての問題や感情を解決して、水をすぐになくすことはできないでしょう。けれども、ほんの少しだけ減らすことならできます。たとえば、1センチ少なくなれば、注意しながらでもコップを持ち運ぶことができる。つまり、人生を再開することができるのです。この**〝ほんの少し水を減らす〟が、感情のケアのゴール**です。

感情に乗っ取られてパニックになっているなら、まずは、あなたが感情からほんの少し距離をとれるようにします。そのうえではじめて、イメージを変えたり考えてみたりするなどといった、感情への働きかけができるようになります。そうした働きかけをしていると、やがて感情が落ち着いてきます。

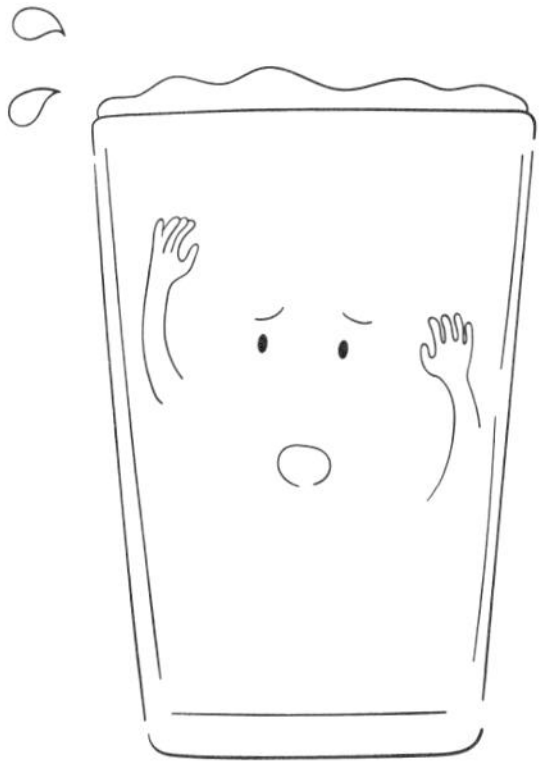

感情が収束する〝最期の姿〟は、「どうでもよくなる」。その時、こだわっていた問題（たとえばイヤな上司、難しい仕事、老後のお金など）は、変わっていないかもしれません。変わったのは、「感情」です。たとえ問題がそのままでも、「この問題はとても危険だから今すぐ対処しなきゃ」という感情からの訴えが小さくなってくるのです。「今すぐ対処しなくてもいい」「あまり大きな問題でもない」という認識に変わってきたからこそ、「どうでもいい」という感想になるのです。

では、問題（イヤな上司、難しい仕事、老後のお金など）はどうすればいいのでしょうか？　**感情が落ち着けば、課題を冷静に分析することができます。**本当に対処したほうがいい問題なら、その段階で解決すればいいのです。感情は、自分の危機を予防するために大量のエネルギーを使っていましたが、いったん落ち着くと、そのエネルギーが解放されます。問題解決に向けるエネルギーを十分にそなえた状態で、対処していきましょう。

感情をコントロールするのではなく、ケアする方法を身につけよう

039

「怒り」の感情をケアする

「怒り」とは「敵に反撃、威嚇する」ための感情。一瞬で「自分は強い、正義だ」と錯覚させ、心と体を戦闘モードにセットします（95ページ）。敵に攻撃を加え、撃退すれば収まるのですが、現実ではなかなかそんなことはできません。感情のままに仕事仲間や家族に「怒り」をぶつけていたらトラブルになるし、自分も疲れてしまいます。怒りは感情の中でも特に短絡的で、エネルギーを一気に使います。くり返すと、自分にも毒が回ってしまうのです。

怒りの上手な対処法としては、**小さな怒り（怒りとも認識していないイライラ）をこまめにケアして、記憶（恨み）に残さないようにしておく**こと。怒りの感情は、小さな怒り（イライラ）が積み上がって、ある時、暴発します。日頃からこまめに解消しておくことで予防しやすくなるのです。

また、そこに大きく影響するのが「疲労」と「自信」。**よく怒る人というのは、疲れているか自信のない人です。**疲れが2倍モード（121ページ参照）ならば怒りも2倍になりますし、ひそかに「自信」のない人も怒りが発動しやすくなるのです。そこで、日頃から自分自身の疲労をケアして、「自信」を育てておく（43ページ参照）ことも心がけてください。

実際に、怒りを感じた場面では、次のステップを試してみると良いでしょう。たちまち怒りが収まることはありませんが、くり返すことで、暴発を防ぎやすくなります。

【「怒り」をケアする】

1．相手、対象と離れる

怒りのピークは6秒～10秒。その間だけ耐えてやり過ごすか相手との距離をとる。新しい刺激が入ってこないようにして、可能ならその場を離れて一人になる。不可能なら注意をほかに向けるか、呼吸法などで体をゆるめる。

2．あえて怒りに触れてみる

怒りのレベルが下がるのを待つ。レベルが下がったと感じたら（下がるまでの時間はケースによってそれぞれ）、今度はあえて思い出してみる。ただし再び怒りに乗っ取られそうになったらストップ。もし意識的に怒りに触れてみて、「嵐は去った」と感じるようなら3へ。

3．「怒り」について分析する

怒りは、「危険である」というイメージである限り、「忘れてはいけない」という機能が働き、それが恨みにつながっていく（現実には、命を奪われるような危険ではないことでの怒りが多い）。まずは先ほど触れた「書き込みフォーカシング」の手法（67ページ）などで怒りの感情を冷静に「分析」してみる。本当の危険度、敵意の強さなどを、できるだけ客観的に考察する。客観的になれない時は、2に戻る。

4.できるだけ恨んだ記憶にしない

ある程度、分析が進み、客観的に見られるようになったら、出来事のイメージを加工して心の棚に収める。怒りの対象になった人物やシーンを思い出し、イメージの中で、コントの材料にしてみたり、川柳にしてみたり、記憶の声をドナルドダックの声にしてみたり、その人を風船のようにふくらませ、針でパンと爆発させてみたり……と、とにかく「危険である」という印象を薄めるようにイメージを加工しておく。この加工により恨みの記憶になりにくくなる。

小さな「イライラ」の段階で、ケアしてあげよう

040

「不安」の感情をケアする

「不安」は数ある感情の中でも、上級の（高度な）プログラムと言えます。

人間には、体を覆う剛毛もなく、キバもなく、ほかの動物に勝って生きのびるには、極めてひ弱な肉体でした。でも「不安」という感情を開発できたので、今日まで繁栄できたとも言えるでしょう。「不安」とは将来の危険を予測、シミュレーションする感情。私たちは不安の力で天災や猛獣の襲来の危険を予測し、生き残ってこれたのです。

感情は、体感とイメージを道具にして私たちを動かしますが、不安もまた、体感とイメージを使って、危険を回避させせようとします。たとえば「明日のテストが不安でたまらない」という時は、「失敗したらどうしよう」とシミュレーションし**（イメージ）**、ドキドキして胸が苦しくなり、夜も眠れません**（体感）**。原始人にとって、感情は〝命がけ仕様〟。現実的にテストで命を落とすことはありませんが、感情は「猛獣に襲われるかもしれない」という危機レベルで発動しています。だから、夜も寝ないでそなえさせるわけです。不安のつらさは、危険が去ったと感じるまで、考えるのをやめられないこと。しかも極端な、悪い方向でしかイメージできないので、余計につらいのです。受験が不安な人は不合格の場面ばかり思い浮かべてしまう……。本当は、それが現実になる前に、勉強をしたり傾向と対策を調べたりするなど、やるべきこと、できることはいくつもあるのですが、そちらには目が向きません。

「不安」の感情はゼロにはできませんが、上手にケアできれば、将来にそなえて行動していく力になります。不安な時にオススメなのも「書き込みフォーカシング」(67ページ)。不安な時は、小さな不安が集まって、漠然と大きな不安になっていることが多いものです。そこで、**まずは何が不安なのか、どこが気になるのか、何を恐れているのかなど、**できるだけ具体的に自問して書き出してみるのです、こうするとふくれあがった不安が分割されやすくなります。そしてその一つひとつの不安に対し、どんなに小さなことでも良いので、今できることを考えて行動してみてください。**不安を行動の力にするのです。**行動すると新しい情報が入り、不安なイメージが固定されるのを避けることができます。

「今できること」を明らかにして行動しよう

041

「不安」を「力」に変えていく

不安が強い時は、考えれば考えるほど悲惨な結論が思い浮かぶし、考えないように努力しても、危機的イメージが頭から離れずとてもつらいものです。実はこのような将来の不安のもとは、過去の体験にあるのです。

人は、強く大きい体や鋭いキバやツメで自分を守るのではなく、脳を発達させ、危険を想像することで、身を守ってきました。未来を想像するために、記憶力を生かして過去データを活用することにしたのです。その機能の主役が不安。不安は命を守るために、必死に過去データを検索し、将来をシミュレーションし、危険なことに対処させようと私たちの脳と体にパワーを与えてくれるのです。

ところが、不安に苦しむ人にセラピストがこうアドバイスすることがあります。

「過去と将来のことばかり考えず、今に集中すれば不安はなくなりますよ」

何だか一理あるようにも感じてしまいますが、人のプログラムに照らせば、「今に集中する」のは理想論にすぎません。**まずは過去と将来にとらわれてしまう自分をダメ出しすることなく、そういうものだと受け容れましょう。**

とは言え、強い不安を抱えるのは苦しいものです。現代人の大きな不安の原因は、情報です。不安は情報を集めさせる感情ですが、今の時代、黙っていても集まってくる情報が膨大すぎて、不安を感じやすくなっているのです。そこで、不安の感情が強くて苦しい時は、「書き込みフォーカシング」（67ページ）に加えて、次の対処も試みてください。

①できるだけ入ってくる情報量を減らす（テレビ、SNSなどから離れる）
②睡眠をとる（エネルギー不足の解消）
③ほかの人と話す、コミュニケーションをとる（孤立は本能的にピンチな状態。自分で何とかしなければいけないことが増えて、エネルギーが低下してしまう）
④今できること、楽しいことをやる。軽く体を動かす（体を動かしながら不安を感じるのは意外と難しい）

不安は過去のデータに基づく〝未来志向〟の感情。上手に付き合っていければ、将来に向かう行動の源に変えていくことができるのです。

過剰な不安をケアして、適正な不安にしよう

042

「悲しみ」の感情をケアする

「悲しみ」とは、**引きこもらせ、態勢を整えるための感情**です。家族や仲間を亡くしてしまったり、自分の体の一部を失ってしまったり、何かを喪失して傷ついた時、「悲しみ」の感情が、その人を引きこもらせるのです。弱っている時に外に出ると、外敵に狙われるなど危険が大きくなります。そこで、「悲しみ」は、じっとしていても生きのびられるように食を細くしますし、楽しいことへの意欲をなくします。また、悲しい時は泣いたり、ため息をついたりしますが、涙やため息は救援信号。シグナルをキャッチした仲間たちが心配して、食べ物を運んでくれたり、面倒をみてくれたりするでしょう。そして、少しずつ回復し、元気になれば「悲しみ」の役割は終わります。

大きな悲しみなら、回復まで1年以上かかります。とても長く感じるかもしれませんが、たとえば、骨折した場合を考えてみてください。回復し、また狩りに出るための仲間を得るためには、どうしてもそれくらいの時間は必要になります。あせる気持ちを、「悲しみ」が抑えてくれるのです。

怒りがごく短期的な感情なのに対して、悲しみは長い時間を必要とします。「失恋したけれど、新しい恋人に出会った」というように代替案が現れた場合は回復が早いのですが、基本は1年単位の感情だと考えてください。その意味で、「喪（も）」という儀式は悲しみという感情に寄り添ったシステムだと感じます。大切な人が亡くなったら、まずお通夜とお葬式があり、初七日、四十九日、一周忌、三周忌、七周忌……と続いていく。死別の悲しみはそのタイミングごとにしっかりと受け止め、何度でも涙を流し、仲間たちと分かち合うことで、ゆっくりと感情が役割をまっとうしていくのです。けれども、昨今は、忙しい現代人の都合にあわせて、葬儀の時に、初七日、四十九日の法要まで実施するようになってきました。「悲しみの感情」をまったく無視してしまっているようで、少し残念です。

悲しみからしっかり回復するためには、まずはできる範囲で引きこもること（現実的にはムリでも、せめて心がける）。泣きたい時は我慢しないで、何度でも泣いたり、安心できる仲間に話したりして悲しみを表現すること。こうした体験を重ねながら、エネルギーが少し回復してきたら、散歩を始めたり、人に会ったりと、できるところからゆっくりと活動を始めたら良いのです。そして、プロセスの最後に、悲しみの中に、自分なりの意味や「物語」を見つけることで、感情は昇華されます。

航空機事故でパイロット訓練生が亡くなった時の話です。彼の同級生が悲しみのあまりパイロットの道をあきらめようとしている時、彼の父親が「息子は空を飛ぶのが大好きでした。君たちが息子を一緒に大空に連れて行ってください」と励ましたのです。父親にも同級生たちにも、彼の死が意味をもつようになりました。

また、親を自殺で亡くした後、「同じ体験をした人の支えになりたい」とカウンセラーを目指して勉強し、今では立派なカウンセラーとして仕事をしている人もいます。

「物語」は本人だけのもの。正しい正しくないなどは関係ありません。自分なりのやり方で過去と将来を結びつけられた時に、はじめてつらいことへの意味が生まれ、悲しみが昇華されていくのです。

つらい悲しみにも意味があることを、忘れないで

043

「楽しさ」の感情にも注意する

「怒り」や「不安」「悲しみ」など、ネガティブな感情を抱く時、私たちは楽しいことをして忘れようとします。こうした対処法は大切ですが、気をつけておきたいのは、そのデメリットを知っておくこと。たとえば、お酒はストレス解消法の代表例。でも、アルコールは薬物です。アルコールは、大量に摂ると睡眠を阻害し、逆に疲労を深めてしまいます。ストレスをお酒で紛らわせる生活が続くと、体調不良に陥ったり、うつになりやすくなったりするのです。ギャンブル、性、運動、薬物、買い物など、快楽が大きい対処法は、デメリットも大きくなる傾向があるのです。

苦しみに「快楽」をのせて忘れようとする対処は、苦しみが大きいほど、激しい快楽を求めてしまうことになります。つまり、歯止めが効きにくいのです。また快楽が過ぎると、苦しい自分との大きなギャップを感じて、ドンと落ち込みやすくなります。落ち込むと苦しいので、快楽を求め、またギャップに苦しむ。コントロールができないことで、どんどん自信を失い、それを忘れるためにまた快楽を求める……。こうしてどんどん苦しみが深まってしまうのです。そうでなくても、ストレス解消のつもりの趣味でも、実は疲労を深めているのはよくあること。「楽しいことをする」は、疲労の段階によって目的や効果が変化します。自分が今どの状態なのかを確認してみましょう。楽しみが「楽しみ」として奏功するのは、第1段階のみ。自分の疲労をよく見極め、日々の楽しみが長持ちするように、上手に付き合っていきましょう。

【「楽しみ」と疲労の3段階】

第1段階：楽しいことを楽しいとふつうに感じられる。

第2段階：すでに何となく苦しいので、必死で楽しいことをやる。すぐ効果が落ちるのでくり返す（例：タバコ、お酒の量が目に見えて増える。激しい運動をくり返すなど）。次第にストレス解消のデメリットが大きくなり第3段階に移行する。

第3段階：楽しいことをやろうとする気力がなくなる。必死でやっても楽しいと思えず、すぐに疲れ、そのあと気分が大きく落ちてしまう。

「楽しいことでも疲れる」ということを忘れずに

第5章

「疲れ」とうまく付き合う

044

「ストレス」と「疲れ」のシンプルな法則

疲労が深まると、悩みが深まりますが、疲労がとれると悩みがなくなることがあります。**もし悩んでいるのならば、「少し疲れているんじゃないかな？」と自分に問いかけてみてください。**思い当たるようなら、まずは休養と睡眠をとることを優先しましょう。十分に休むことで悩みが悩みでなくなったり、解決策が見えてきたりするのはよくあることです。

「私の悩みはそんなに単純なものではない！」と思うかもしれませんが、これはストレスとうまく付き合ううえで、あまり知られていないけれど大事なことです。

私たちは、悩みがあっても前向きにとらえ、現実の問題を解決していける人こそ「成熟した大人」と考え、そうありたいと思います。また、「小さなことにクヨクヨしない明るい性格になりたい」という願望も強いものです。ところが、悩みやすいかどうかは、問題解決能力や生まれもった性格などより、「疲労」のほうが数倍大きな影響を及ぼします。

私は、これまで４００件以上の自殺を振り返るカウンセリングにかかわってきました。自殺が起きたところに赴き、ショックを受けているご遺族や関係者の方に、心理面の支援を行うのです。知人の自殺に遭遇したら、周囲は大変な衝撃を受け、「どうして」という思いにとらわれます。それは自然な気持ちですが、「原因や経緯について想像しすぎないことが大切だ」と感じています。なぜならば、私たちが想像する「死ななければならないほどの大きなショック」など、存在しないこと多いからです。疲労が深まると、人は同じ出来事でも2倍、3倍の大きなつらさを感じるようになってしまいます。いつも受けている指導に3倍強く傷ついたり、元気な時なら立ち直れる失敗で「死にたい」と思うほどつらくなってしまったりします。これは、いわゆる、うつという状態です。

本来どんなに明るく意欲的な人でも、疲労が蓄積し、うつ状態になると、日常生活の中でいろんなことが苦しくなり、「自分では問題を解決できない」「八方ふさがりだ」と感じるようになります。そしてこの状態が長引くと、もうこのつらさを「終わらせたい」と、「死にたい気持ち」が生じてくるのです。

これは、**命を大切にしていないとか、生きがいを見失ったという哲学的な問題ではなく、疲労が蓄積した時の症状**なのです。風邪の時、せきや鼻水が出るのと同じ、「症状」です。何らかの原因がなくても、死にたい気持ちは、強くなったり弱くなったりします。実際に、自殺未遂を経験した人が「死にたい時は、別に理由などなかった」と語ることは決して少なくありません。

また、「死にたい気持ち」と、実際に行動に移すことの間には、かなりの開きがあります。ですから、**自分が「死にたい」と思っても、周囲の人がそう発言しても、それほどあわてなくても良い。疲労やうつに対する対処をすれば、風邪の症状が収まるように、死にたい気持ちも収まっていきます。**

「死にたい」とまでは思わなくても、疲労が深まると、誰でも自責感や負担感、不安や怒り、自信喪失などの、うつの「症状」が出現するものなのです。

あなたを悩ませる現実的な問題や他人の言動はそう簡単に変えられません。でも、あなた自身が自分のコンディションを整えることはできます。この章では、あなたの悩み・ストレスを大きくする「疲労」の正体と、疲労とうまく付き合う方法を学んでいきましょう。

悩み・ストレスの本当の原因は「疲労」かもしれない

045

疲労には3つの段階がある

疲労には3つの段階があります。
あなたが何らかの仕事や精神的な苦労などで、疲れる日々が続いたとしましょう。すると、まず不眠や食欲不振など、身体の不調が現れます。この状態は蓄積疲労の**第1段階（通常疲労）**です。疲れを感じても、翌日には結構元気に活動できます。この状態で、たとえば「上司の嫌みのひとこと」というストレスがあっても、ちょっと凹みはしますが、たいていは一晩寝たら忘れてしまえます。

この忙しさが数ヶ月続き、あなたの**疲労は第2段階**に進みました。不眠、食欲不振、頭の重さ、肩や腰の痛みなどの体調不良が気になり始めます。寝ても朝がすっきりしない。以前ほど仕事のやる気が出ない、いろいろなことを面倒くさく感じる。イライラして、他人のちょっとした言動にも過敏になっています。ここに、「上司の嫌みのひとこと」というストレスがかかったら、「カッチーン！」。あなたの感じるストレス度は、元気な時に比べて2倍です。一晩寝ても回復せず、2～3日ひきずります。同僚にグチを聞いてもらったり、ストレス解消法を試したりして、何とかショックから回復はできます。でも、なかなか気持ちは晴れません。自分がどこかクヨクヨしていて、元気ではないこと、これまでとはちがうことなどに、漠然とした不安を感じます。でも、「人に心配をかけたくない」「弱みを見せたくない」と、自分で不調を否定し、ことさらに元気をアピールし、がんばって仕事をしてしまう傾向が出てきます。これを「表面飾り」と呼んでいます。

何とか取り繕って活動を続けているうちに、いよいよ疲労は深まり**蓄積疲労の第3段階**へ。体調はいよいよ最悪になり、もう表面さえも取り繕うことはできません。いわゆる「うつの症状」として、過剰な自責感、不安感、無力感、負担感が現れます。がんばっていた頃とはまるで別人のよう

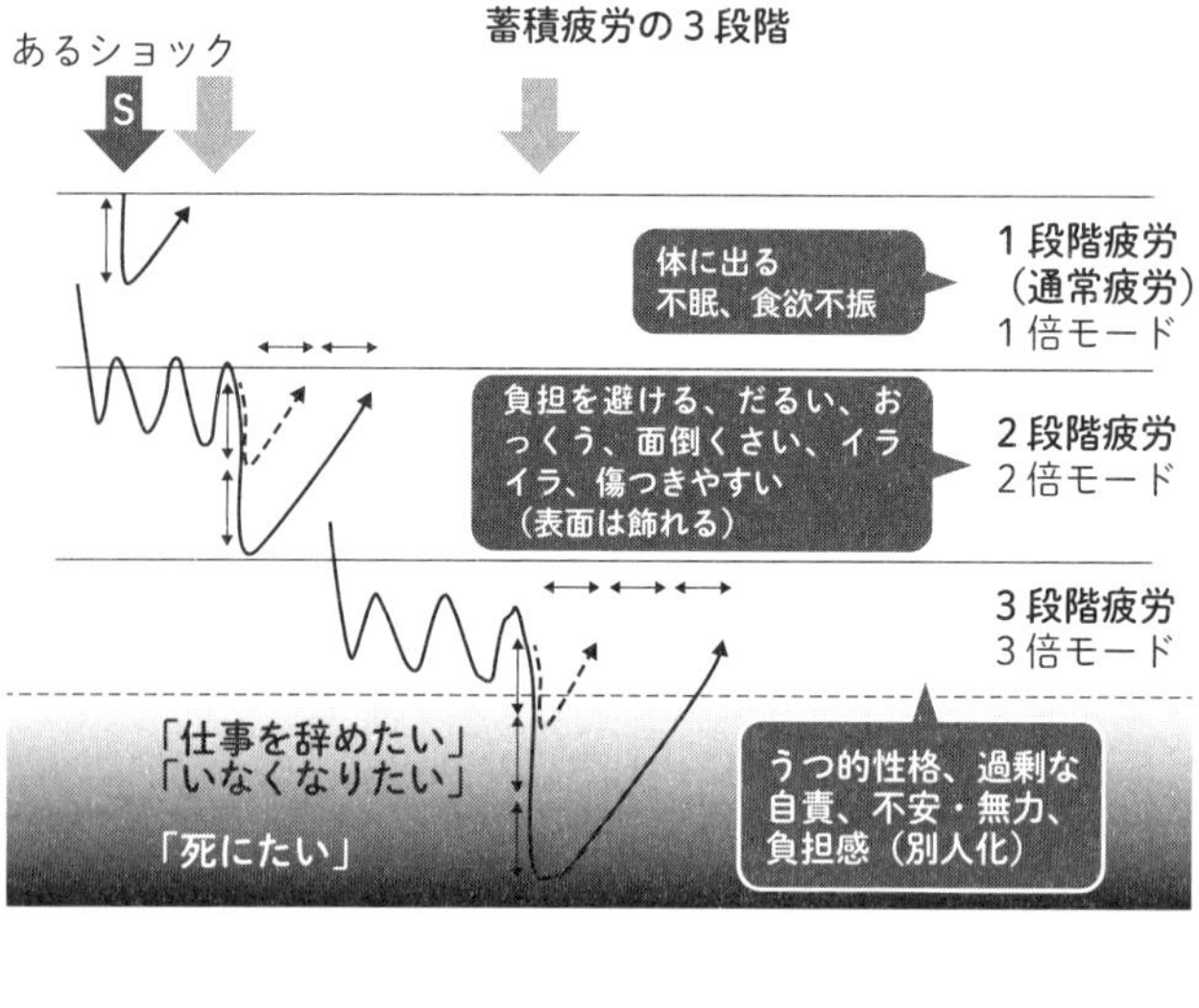

に、「仕事を辞めたい」「消えたい」と訴え始めます。そこに「上司の嫌みのひとこと」があると、ストレス度は3倍、もしくはそれ以上。まるで殺し屋に遭遇したかのような恐怖や怒り、憎しみなどを感じてしまいます。「死んでしまいたい」と思うのも、こうしたタイミングが多いようです。

このように、疲労には段階があり、その段階によって、同じストレスでも感じ方が変わってきます。そして、疲労が蓄積すれば蓄積するほど、人はどんどん打たれ弱くなっていくのです。

たしかに、ストレスに元々強い人、弱い人はいるかもしれません。その差は、1.5倍ぐらいだとイメージするといいでしょう。それに比べて、疲労は2倍、3倍。**感じるストレスの大小は、本人の性格や気質よりもずっと疲労の影響が大きい**のです。

「自分は今、蓄積疲労のどの段階にいるか」に敏感になろう

046

疲労によって心身が破綻する3つのパターン

私たちは、一人ひとりストレスを受けるコップをもっています。ストレスは、泥水のように日々注がれています。コップには洗濯機の内側のように横穴が開いていて、通常はストレスの泥水が入ってきても、時間とともに横穴から自然に流れ出るので、あふれることはありません。ところが、排出量を上回るストレスが入ってくると、ストレスがコップからあふれ出ることがあります。そのパターンは次の3つです。

パターン1：最近のショックな出来事

ここ3ケ月間ほどの出来事によるストレス（3ケ月物のストレス、泥水状態）。人に話を聞いてもらう、少し休むなどすれば、比較的すぐに回復できる。

パターン2：蓄積疲労型

大きな出来事、小さな出来事による疲労が積み重なった1年物のストレス（ヘドロ状態）がたまっていて、少しのストレス（泥水）が加わるだけであふれてしまう。現代人にもっとも多いタイプ。疲労をためていることを理解して、時間をかけて回復させていく。

パターン3：長期トラブル型

10年物のストレスがたまっている。病気、加齢、トラウマなどによるもの（コンクリート状態）がコップの底を占めていて、少しのストレスが加わるだけであふれやすい。10年物のコンクリートを無理やり壊そうとするとコップ自体にひびが割れてしまうこともある。まずは、1年物の疲労を減らせると、かなりのストレスに対応できるようになる。

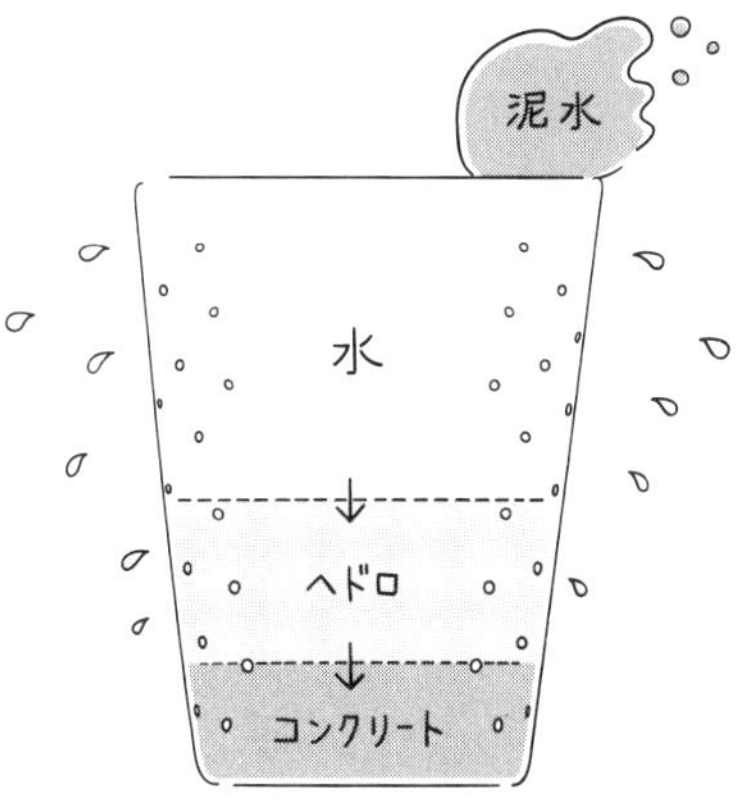

いずれのパターンでも、コップがあふれそうになってはじめて、泥水がたまっていることに気づくことが多いもの。そんな時は、自分がどの状態に当てはまるかを考えて、適切な対処をしていきましょう。

「いっぱい、いっぱい」にも3つのパターンがある

047

ストレス管理の盲点!? ～疲労は日常の中でたまる～

次のページの表は、「1年物のストレス」にあたるライフイベントのストレスを数値化したものです。ライフイベントとは、日常的に起こる行事や出来事のことです。

1年の間に経験したライフイベントの点数の合計が150点以下なら30％、150点から300点なら50％、300点以上なら80％の人が次の年に心身の不調に陥るという研究があります。「配偶者の死」「離婚」「別居」などが高ストレスになるのは想像しやすいことだと思いますが、「結婚」や「個人的な成功」「長期休暇」など、一見喜ばしく、見えることも、案外点数を稼ぎます。そのイベントが、自分にとってネガティブなものなら、もちろん点数も大きくなるでしょう。ところが、ポジティブなイベントでも、その状況に適応するのにかなりのエネルギーを使っているのです。また、小さなライフイベントでも複数が重なれば、点数は大きくなります。

蓄積疲労の2段階、3段階になった人が、「自分は仕事も家庭も順調なのですが……」と話すことがあります。ところがよく話を聞くと、昇進・出向によって単身赴任になり、そのタイミングでマンションを購入し（借金）、引越しをしていました。

そのうえ、親が介護状態になり遠距離での見舞いの回数が増えて、趣味のゴルフにもほとんど行けなくなっていたのです。ライフイベントの表で計算すると、300点ありました。

楽しいこと、大した変化ではないと思える出来事も、積み重なれば疲労となり、本人の意外なタイミングで不調として現れるのです。疲労は意識できないところで密かに積み重なっていきます。ヘドロが蓄積する前に定期的に休みましょう。

「楽しいこと」でも疲労はたまる

ライフイベントとストレス

100	配偶者の死		38	家計の悪化		23	上司とトラブル
73	離婚		37	友人の死		20	労働環境変化
65	別居		36	転職		20	転居
63	懲役		35	夫婦喧嘩増加		20	転校
63	近親者の死		31	100万以上借金		19	趣味の変化
53	けがや病気		30	預金等の消滅		19	宗教の変化
50	結婚		29	仕事の責任変化		18	社会活動変化
47	失業		29	子どもの独立		17	100万以下借金
45	離婚調停		29	親戚とトラブル		16	睡眠リズム変化
44	家族の病気けが		28	個人的成功		15	同居人の変化
40	妊娠		26	妻の就職・退職		15	食習慣の変化
39	性的困難		26	入学・卒業		13	長期休暇
39	家族の増加		25	生活リズム変化		12	クリスマス
39	新しい仕事		24	習慣の変更		11	軽微な法律違反

翌年、心身の不調に陥る可能性
合計150以下：30%、150〜300：50%、300以上：80%
（ホームズとレイ　1967より一部改変）

048

「感情疲労」に気をつけよう

いわゆる「うつ状態」を、「心」のトラブルだと思っている人は多いものですが、私は、その人がもつエネルギーのトラブルだと考えています。**疲労が３段階まで達してしまったので、それ以上エネルギーが枯渇しないように、心と体を一時的に強制的に休ませる機能が働いているのが「うつ状態」**なのです。

私たち現代人はとても疲れている……と、ここまで何度もお伝えしてきましたが、こんな反論を聞くこともあります。「でも、いろんなことが機械化された現代、人の労力はかなり少なくなっているのでは？」「こんなことで疲れているなんて、甘えなのでは？」。

現代人がためやすいのは、肉体的な疲労というより、感情面での疲労です。感情はかなりエネルギーを消耗させるものだというのは、97ページでもお伝えしました。私たちは、以前に比べて感情を刺激されることが多い世の中を生きています。そのせいで、いつのまにかエネルギー不足に陥っていることがあるのです。

その背景にあるのは、何と言っても情報量の急増。インターネットやＳＮＳなど、私たちは人類史上、かつてないほど膨大な情報に接しながら生きています。

情報は感情を刺激します。たとえば「不安」は、将来の危険を予測してそなえる機能。メディアからの情報が増えると、不安が過剰に発動し、それによってエネルギーを消耗してしまうのです。また、基本的に飢えることのない生活を送っているとは言え、私たち人間は、本能的に「他人の取り分」が気になる生き物。ＳＮＳでは、無意識の「幸せ比較競争」がやめられません。

さらに、現代人は「**感情労働**」を求められます。感情労働とは、自分の感情を抑えて相手に合わせた言葉や態度で応対して対価を得ること。教育や医療、介護、接客などの仕事のほか、親として子どもを育てること、上司として部下の指導をすること、良き社会人として立ち振る舞うことも「感情労働」のひとつと言えます。つまり、私たちは、この時代特有の事情の中で、感情を過剰にゆさぶられながらも、それを必死に抑えながら、生活を営んでいるのです。**感情面からの疲労は、これまでにないほど深まっている**のです。

「感情」が私たちを疲れさせている

049

ストレスの影響は、遅れてやってくる

ストレスの影響は遅れてやってきます。**肉体的なストレスなら次の1年に、精神的なストレスは翌年から3年くらいの間にやってくる**と考えるといいでしょう。「今日は何となく調子が悪い」と感じる時、「昨晩あまり寝ていないせいかも」などと考える人がほとんどでしょう。でも実際は、1ヶ月、3ヶ月、1年、3年、時に10年単位でのストレスが、今、不調として表れていることが少なくないのです。

疲労が後から表面化するパターンとして「荷下ろしうつ」「遅発うつ」があります。あるイベントで寝食を忘れて必死でがんばったが、終わった時に、急に不調を感じるのが**「荷下ろしうつ」**。がんばっている時は、エネルギーが低下していてもアドレナリンの影響で、疲れを感じずに活動できていましたが、イベントが終了し、アドレナリンが出なくなると、急激に気力の低下、不安などのうつの症状を感じ始めるのです。本人や周囲は、「大変だったイベントは終わったのに……」と理解できません。

また、過酷な仕事に何とか対処して、通常の活動に戻ったとします。以前とは変わらない生活なのに生産性があがらず、徐々に心身の調子が悪くなっていく……このように、ある出来事からかなり後にうつになってしまうのを**「遅発疲労（うつ）」**と呼んでいます。大きな仕事への対処で疲労がたまり、2段階に落ちていたけれど、何とか乗り越えて日常生活に戻ろうとしても、蓄積した疲労は、そう簡単には回復しません。それを知らずに以前と変わらない生活をしていると、同じ活動なのに、2倍のエネルギーを消耗します。すると、どんどん悪化し、しばらくすると3段階にまで落ちてしまうことがあるのです。たとえば、大切な人を亡くした人が、通夜や葬儀では元気に立ち回っているように見えても、数年後、急に調子を崩すことがあります。これも、大切な人を亡くしたことで2段階に陥り、2倍の負担を抱きながら日常生活を送る中で、徐々に疲労を積み重ねてしまったことが原因です。

「荷下ろしうつ」「遅発うつ」を予防するためには、質の良い睡眠をしっかりとること。人と話をして、体験や感情を分かち合うこと。そして何より大切なことは、**「疲労が遅れてやってくる」**と知っておくこと。何があっても、生きていくことは「日々是好日」ならぬ**「日々是疲労」**。こまめなセルフケアが、人生を下支えしてくれるのです。

疲労は忘れた頃にやってくる

050

「疲労」のサインをつかむ①
～先延ばし～

夏休みの宿題、プレゼンの資料作成、明日の会議の準備など、「いつも先送りにしてしまう自分」を残念に思うことがありませんか？　ところが、人は基本的に省エネ志向。問題を先送りにしたがるのは、ごく自然で正当なことなのです。

原始時代は、カレンダーもなく、会社も警察もありません。約束したことが本当に実行されるかわかりません。会おうと言っても、少し強い雨が降っただけで行けなくなることもあったでしょう。原始人的に考えると、先を見据えてコツコツと準備をするのは、エネルギー的にはかなり効率の悪い方法でした。それよりも、本当にそのことが生じる直前に、急いで準備をするほうが、ムダが少なかったのです。

この心理は、今を生きる私たちにも残っています。だから、コツコツやったほうがいいとはわかっていても、計画的に積み上げるのが難しい……それが、人の本質なのです。だとすると、締切ギリギリで何とか帳尻が合えばOKとしましょう。直前でバタバタするのがイヤならば、少しスタートを早めればいいだけです。

それでも、そのちょっとした努力がどうにもうまくできないことがあります。「や

ればいいとわかっているのに、また後回しにしてしまった」と、いつもよりさらに先送りの傾向が出ているなら、あなたは少し疲れがたまっているのかもしれません。「先延ばし」は、エネルギーとの関連が深い行為です。もしあなたが疲労の第1段階にいるならば、エネルギーに余裕があるので、原始人的にはムダだと感じる準備にとりかかることができるでしょう。現代社会では、そうしてコツコツやったほうが大きな成果があがる可能性は高まります。ところが、**私たちは、スーツを着た原始人。**もし疲労の第2段階になったら、コツコツ作業はできなくなります。本当に追い込まれた時しかやる気が出ないモードになっているのです。これは自然な反応なのに、そんな自分を責めてしまっては、よりエネルギーが消耗してしまいます。

先送り傾向が強くなったら、自分を責めず、まずは睡眠と休養。多少遅れても、命をとられることはありません。休養すれば、何とか帳尻を合わせることができるはず。「急がば回れ」(急がば休め)。これも昔から親や先生が教えてくれていたことです。

先延ばしがひどくなったら、疲れているサイン

051

「疲労」のサインをつかむ②
～「休めない」と思う時～

「明日は少し休んだら？」今、そう言われたら、あなたはどう思いますか？

「では、お言葉に甘えて、お休みしちゃいまーす！」と、こだわりなく休めるならば問題ありません。一方、「休めるわけない！」と怒りを感じたり、「私は必要ないということ？」と不安がわいたりする方は、疲労がたまっているのかもしれません。

疲労の第2段階とは、うつ状態ほどではなく、いろいろ悩んではいるけれど、何とか生活できているレベル。少し生きづらいけれども、休みをとれば浮上できるし、よほどのことが起きなければキープできますが、すでにプレ「第3段階（＝うつ状態）」であるのは事実。強いストレスがかかって疲労が深まれば、いつでも「うつ状態」に陥る可能性があります。私の感覚では、現代人の2割は、この段階にあります。

第2段階は、自覚症状を感じにくいのですが、ひとつの指標として、「休んだら？」と言われて、「休めるわけないでしょ！」と、イライラを中心としたネガティブな思いが最初に浮かぶなら要注意。**なぜ「休めるわけないでしょ！」と腹が立つのかと言うと、実は自分が弱っていることをうすうす感じていて、内心は不安で、自信を失い**

つつあるから。忙しくしていれば、その不安から逃れられるのでしがみついてしまうのです。人間は本来、エネルギーを使いたくない〝省エネ志向〟の生き物です。「休めるわけがない！」と思ってしまうのは、頑なになっている証拠。**「休めるわけがないと思う時こそ、むしろ休むべき時」**と覚えておいてください。

仕事だけではなく、子育てや家事、介護なども同じです。本当に疲れていない人は、こだわりなく休めるし、休めなかったとしても、サポートを求められます。要は「自分が休む」ことにどんな感情があるか、自分の本心をのぞいてみてほしいのです。

また、ほかの人が見て、「あの人は○○さえしなければ、調子を崩すことはないのに……」と思うようなことも、本人が気づかない間にしがみついている場合がありま す。たとえば、たばこ、アルコール、ギャンブル、過剰なスポーツ、過食、ダイエット、過剰な自己投資、自己啓発、異性への依存・固執、SNS、ゲームなど。疲労の第2段階にある時、不安や自信のなさに「快」をかぶせて解消しようとしているのです。これらも、疲労のサインとして、チェックしてみてください。

「休めるわけがない！」とムキになったら要注意

052

「疲労」のサインをつかむ③ 〜自分シグナルを見つけよう〜

「年末、仕事が多忙を極め、深夜のタクシーで帰宅する途中、大きなクリスマスツリーが見えたのですが、私、何にも感じなかったんです。ステキだなとも、もうクリスマスか……とも。このままではマズイと思いました」。その後しっかり休んで復活したそうですが、「季節を感じられているか」が、この方の疲労のバロメーターなのだそうです。疲れやすい環境の中で誰もがストレスがコップからあふれそうな現代社会。疲労のシグナルをキャッチして、こまめにケアしていくことが、トラブルの予防になります。疲労シグナルは、多くの人に共通しているものもあれば、自分にしかわからないものもあります。次のページに例を紹介しますので、参考にしてみてください。

疲労は熱中症のようなもので、脱水症状になってから水を飲んだのでは遅いのです。自分の本能に日頃から意識を向けましょう。

疲労のシグナルに敏感になろう

疲労のシグナル（例）

□睡眠時間が物理的に少なくなる

□眠りが浅くなる。寝つきが悪い、夜中に目が覚める

□体のプチ不調が妙に気になり、病院に行く回数が増える

□首の後ろがカーッと熱くなる、首が痛い

□頭が重い、背中がだるい、重い

□大きなため息をついている、息苦しい

□太ったわけでもないのに、洋服や下着がきつく感じる

□頬がこける、顔の筋肉がこる

□食事を味わえない、食欲がない、逆に過食になる

□食事が不規則で、栄養バランスがとれていないと感じる

□辛い物、または、堅くてバリバリと歯ごたえのあるものを食べたくなる

□マッサージ、整体、エステ、占いに行く回数が増える

□泣きたい気分になる、悲しくもないのに涙が出る

□目が異常に疲れる、チカチカする

□お酒、たばこ、甘い物、コーヒー、栄養ドリンクの摂取が増える

□仕事をしない仲間の存在がやたらと目につく、批判が止められない

□自分は悪くないのに、仕事上のトラブルが続いた

□休みも出かけたり、やらなければいけない用事があったりする

□思いがけない転び方をする、転倒する（足元がふらつく）

□鍵のかけ忘れ、火の消し忘れが気になる（その回数が増える）

□お笑いを見てもおもしろくない、笑えない

□大好きな趣味をやらなくなっている

053

疲労を解消するシンプルな方法

「休んだつもりなのに、疲れがとれない」と感じる人のために、メンタルを健やかに保つための休み方のコツを紹介します。

□休みは先に決めておく

「疲れを感じたら休む」では遅いのです。疲れる前に休むこと。そのためには、最初に休む時間、休む日を設定しておく。そして、休むと決めた日は全力で休む！

調子がいい・楽しいからといって、活動を続けないことが大切です。ちなみに私自身も、この原稿を書く時は30分ごとに10分パソコンを離れて、テニスやゴルフの素振りをします。そして1日最大4時間やったら、その日の仕事は終わりです。

□調子が悪い時は3日間連続で休む

自衛隊員でもアメリカ陸軍でも、戦場などで調子を崩した場合は、まずは3日間連続で休ませるのが鉄則です。会社員なら週末に1日有休を足すなどして、まずは3日間連続で休むように心がけてください。もしそれが現実的に難しいようならば、せめて2日連続は休めるように工夫します。

□睡眠をとる

何をおいても、これが最大で最良のメンタルヘルス対策です。理想の睡眠時間は「8時間15分」だとする研究がありますが、厚生労働省の調査によると、日本人の4割が平均睡眠時間6時間以下。「寝ないでいる＝がんばっている」と誤解している人も多いかもしれませんが、当然、しっかり寝たほうがパフォーマンスは上がります。8時間睡眠が必要な人を、2週間6時間睡眠にしたところ、2日間徹夜をした時と同じくらいに能力が低下したそうです。しかも、本人は自分の能力低下に気がついていません。なお、私のカウンセリングでは、うつ状態のクライアントには、9時間は睡眠をとるようオススメしています。

□温かい食事をとる、水分をとる

睡眠と同時に、食事も大切です。温かい食事をとることは原始人的感覚で安心できて、心も休まります。また、案外、脱水なのに自覚がない人が多いものです。1日に少なくとも1リットルの水（コーヒー、お茶以外に）をとりましょう。うつが長くなっている場合は、栄養にも気をつけたほうがいいでしょう。カウンセリングでは、うつからのリハビリ期の人には、卵、ナッツ、鯖缶、牛乳、野菜などを意識してとり、お菓子とお酒は少し控えるようにお願いしています。

□静かな楽しみをもつ

休みの日に旅行や飲み会、スポーツで、楽しくスカッとストレス解消……で良いのは35歳まで。楽しいことも、エネルギーを消耗します。35歳を過ぎたら、休みの日は遊びより休養。本を読む、近所を散歩する、音楽を聴く、お茶を味わう、ガーデニングなど、静かで小さな楽しみをたくさんもつようにして、エネルギーを充電するように心がけてください。ＳＮＳなどの交流もやり過ぎると疲れてしまします。

疲れはためずに、こまめに対処しよう

第6章

人間関係のストレスと付き合う①

～正義を振りかざす人～

054

「正義」がストレスに変わる時

「孤島に住むある女性は、海を見ることなく一生を終えました」

この文章を読んで、あなたはどんな感想をもちますか？　ある人は、「閉じ込められて育ったのかな。なんて可哀想な人生を送ったのだろう」と思ったそうです。一方、「その女性にはきっと海で亡くなった恋人がいて、海をにくんで見ないようにしたのかも」と話す人もいれば、「海が当たり前すぎて、それが海だと認識しないまま亡くなったのでは」と話す人もいたそうです。昔読んだエッセイで紹介されていた話ですが、同じ文章でも人によって想像する世界がこんなにもちがうのか……と驚きました。

感じ方、感性は人によって全然ちがう。それが人のリアルの姿なのです。

しかし、私たちは「人はみんな同じだ」という錯覚を抱いてしまいがちです。それはなぜでしょうか？

その理由は、「均一さ」を社会が求めているから。私たちが生きるのは、組織単位でより大きな産業を営む社会。人が均一で規則を守り、理屈を重んじるほうが、組織はまとまりやすくなるし、産業をスムーズにまわしていけるのです。学校でも、こうした社会からの要請にしたがって、教育がなされてきました。また、「阿吽《あうん》の呼吸」が通じる日本的な文化の影響もあるかもしれません。

けれども実際は、人それぞれで感じることはかなりちがうもの。**「人は自分と同じ感覚をもっている」というのは思い込みにすぎません。**こうした思い込みは、人間関係の悩みの原因になっているのですが、特に厄介なのが「正義」です。自分の「正義」を、他人も同じようにもっていると錯覚していると、「あんなことを言うなんて信じられない！」などと、行きちがいやトラブルが起きてしまうのです。

「正義」とは、突き詰めれば、一人ひとりがつくった「自分ルール」のこと。感性が人それぞれならば、正義もまた人それぞれ。しかもこれからの社会は、一人ひとりの個性がさらに尊重される時代です。正義は真実ではなく、多様なもの。この事実を理解しておくと、必要以上に自分や他人を責めることが少なくなるでしょう。

感じ方も正義も人それぞれだと知ると、ストレスを減らせる

055

「正義」も「感覚」も、一人ひとりがちがう理由

人の感じ方はそれぞれ——その理由を「原始人モード」で、考えてみましょう。

干ばつが続き、水が手に入らなくなってしまいました。そこで、かつて水が湧いていた場所に向かい、地面を掘り始めます。ところが、いくら掘ってもなかなか水は出てきません。ある人は半日掘ってあきらめ、次の場所を求めて移動し、またある人は3日間同じ場所を掘り続けました。どちらの選択が正しかったのか（もしくは両方間違っていたのか）は、わかりません。ポイントは、複数の選択肢があるほうが、種として生き残る可能性が高くなるということ。みんなが同じ行動をとっていたら全滅の危険性が高くなるのです。そう考えると、私たち人間は多様性に富むからこそ生き残れたと言えるでしょう。

ところが、ここで大きな矛盾が生まれます。

人間には「種」を守りたいというＤＮＡと、「個」を守りたいというＤＮＡの両方があります。種のためには多様であることが必要な一方、個（自分、自分のグループ、家族など）を守るためには、ある程度の均一性がある集団に属するほうが、生きるた

めに力を合わせやすくなります。「小さくまとまっていたい」という感覚も、私たちの本能です。

でも、こうした個を守る感覚は、いきすぎると自分とちがう存在を受け容れられない排他的な方向に向かいます。いじめや差別、ハラスメント、さらにはナショナリズムへと発展することもあるでしょう。

文明の発達により集団が大きくなる中で、私たちはさまざまな規則や慣習をつくることによって、多様性と均一性の絶妙なバランスをとってきたのです。**ルールは絶対なものではなく、手段なのです。**ルールの背景には「人は多様である」という本質があることを忘れてはいけません。

「正義」も、そんな私たちの多様性の中のひとつ。干ばつがあった時、「この場所を掘り続けるべきだ」というのもその人の正義であり、「ほかの場所を探すべきだ」というのもまた、その人の正義なのです。それが、私たち人間の生存戦略なのです。

一人ひとりちがう感覚をもつことのメリット・デメリットを考えてみよう

056

人を殺してはいけない理由

「どうして人を殺してはいけないの？」　子どもから聞かれたら、どう答えますか？

自分の正しさのためには相手を殺しても良いというのは「正義を振りかざす人」の究極の姿。そこで、私自身もこの問いに対する回答を考えてみました。

「大昔、原始人たちは、住むところや食べ物の分け前を決める時、殺し合って決めることもあった。今でもほかの国では戦争で相手を殺して、物事を決めることがあるよね。でも、殺し合いをしてもいい社会は、すごく疲れる。もし日本で、ふつうの人が銃を持つことが許されていたら、と考えてみたらどうかな？　君たちが登校する時、知らない大人とすれちがうこともあるよね。銃を持つのが当たり前で、殺し合いが許されていたら、『この人に撃たれるかも……』と、ビクビクしながら学校までの道を歩くことになる。学校に着いたら疲れちゃって、勉強や遊びどころではなくなってしまうよね。勉強や運動をがんばったり、友だちと楽しく遊んで過ごしたりするためには、〝銃を持ってはいけない〟〝人を殺してはいけない〟というルールがあるほうがいいんだ。そのように決めたほうが、みんなも安心して勉強やスポーツに集中できるでしょ？」

といったところでしょうか。

「人は人を殺してはいけない」と規則でしばられたほうが、結果として、人生も社会も「効率的」なのです。**正しいか、正しくないかという議論は、なかなか決着がつきません。**人には他人を殺したくなる欲求があり、実際にそうする人もいるという事実を説明しづらいのです。死刑論争が難しいのもこのためでしょう。何かもめ事があった時、その都度殺し合いで決めていたら、結果的に種族は縮小してしまいます。また、個としても紛争のたびに体力を失って前向きな生活にエネルギーを使えなくなります。そこで、「物事の決着」という目的のために使うエネルギーは、殺さない程度に収める――たとえば、ディスカッションや裁判などでトラブルを解決する方法を選んだのです。スポーツの試合などもその延長にあると考えても良いかもしれませんね。

自分が正しければ人を殺しても良いという「正義」。その正義に対抗する、私自身が考える「理屈」は以上です。だから、人は人を殺してはいけないのです。

正しさは議論では決着しづらい。だからルールがある

057

どうしてあの人は、正義を振りかざすのか？

新型コロナウイルス感染症によって、「マスク警察」が話題になりました。「感染を拡大しないためには全員がマスクをつけるべきだ」という信念があり、「マスクをしていない人＝悪」だから、「悪は正したい」という「正義」が、行動の源にあるのでしょう。けれども、息苦しくて一時的に外しただけかもしれませんし、そもそも着用が法律で決められているわけでもありません。では、なぜ「マスク警察」は、自分の正義を振りかざすのでしょうか？

その理由をひも解く時、**「正義」とは、その人にとって「自分のエネルギー確保と種の保存のために必要だ」と感じていること**だと考えると、理解しやすくなります。特に「種の保存」の方向に、正義は強く働きます。翻訳すると、「マスクは私の命を守り（＝自分のエネルギー確保）ほかの人の命を守るため（＝種の保存）に必要なもの。一人の軽率な行動によって、種が脅かされてはならない」というのがマスク警察の言い分。「私が一肌脱がなければ！」という使命感に駆り立てられるのでしょう。

身近にいる「正義を振りかざす人」について、思い浮かべてみてください。よく言い分を聞くと、「会社のため」「将来のため」「社会のため」などと、「種（集団）としての利益」を、無意識にほのめかしていることが多いのでは？　それが正しいかどうかは別として、その人なりの使命感があり、だからこそ主張せずにいられないのです。

でも、**正義は、「自分ルール」**。自分にとっては正義だと思うことでも、その「程度」が現実とバランスのとれたものでないと、ほかの人はついてきてはくれません。赤信号は渡らないのがルールです（これは自分ルールだけでなく国のルール）。しかし、何十メートルも先が見通せて、車一台通らない田舎の横断歩道なら、青信号になるのを待たずに、自分で安全を確保して道を渡ろうとする人も少なくないはずです。

人は成長するほど、現実のデータが増えるので、正しさの程度はTPOで使い分けられるようになります。**ルールを絶対に守るのが「子ども」。ルールを理解し、守れるようになったうえで、現実に合わせてゆるめていけるのが「大人」**。世の中にあるさまざまな正義と、大人として、適度な距離感をもって付き合っていきたいですね。

正義へのこだわりにも「程度」がある

058

あなたの正義・美学は大丈夫？

〝パワハラ上司〟とされた当人の話を聞くと、自分なりの「美学」をもっていることが多いものです。たとえば、「成功するまで続ければ失敗はない」「できないとは決して言ってはいけない。仕事とはそういうものだ」などです。昭和生まれの私は、「本当にそうだな」と感心してしまいそうになりますが、現実にはパワハラで部下を傷つけ、成長を阻害し、組織力を弱めてしまっています。また、〝優秀な人〟ほどよくもっているのが、「人に迷惑をかけてはいけない」という美学。こうした人は、うつ状態になるまでオーバーワークをしてしまいがちです。

「美学」とは、理屈ではなく、本人がもっている生き方のロマン。無意識に刷り込まれ、体験を積み重ねながら、育まれてきたものですが、正義と同じように、一人ひとりちがうものですし、誰かの美学が全員に当てはまるわけでもありません。

時代が変われば、正義も美学も変わります。上海事変で敵陣を突破し、自爆した兵士3人は「爆弾三勇士」と呼ばれ、英雄とされ、子どもたちにも大人気のヒーローだったそうですが、現代の私たちにはそうは感じられません。また、今でもファンが多い

「となりのトトロ」。２０２０年の再放送では、「小学生が食事の支度をしているのは虐待ではないか？」という感想があがったそうです。このように、正義・美学は、あいまいでとても変わりやすいものなのです。

でも「自分の正義・美学は間違っているかも」とは思いづらいものです。ちなみに、現在、アルコールやギャンブルの依存症治療は「12ステップ」という考え方でグループの信頼関係を築きながら、2～3年かけてゆっくりと克服していくのが主流です。人の考え方は、それくらいていねいに扱わないと変わらないものなのです。自分の正義・美学を修正するためにも、同じくらいの時間・努力が必要です。

正義・美学は、その人を成功体験に導くことも多いのですが、行き過ぎると心身や人間関係にトラブルをもたらします。**大切なのはいつでも「バランス」**。相手を批判したくなったり、「絶対にこうだ！」などと教えたくなったりした時ほど、慎重になりましょう。自分の隠しもった正義・美学に気づき、ゆるめるチャンスなのです。

正義・美学は、あなたのバランスを崩させる

059

パワハラが生まれるメカニズム

職場でのパワハラ問題。上司は「やりすぎている」とどこかで感じながらも、良かれと思って指導していることが多いようです。パワハラ上司の心と体をのぞいてみましょう。

まず、上司の疲労について。疲労の2段階になると、部下の失敗は、フォローする自分の負担につながるので、部下を叱責したくなります。元気な時ならイライラを抑えることができますが、エネルギーがなくなっている時は抑えることができません。また、上司自身が、生き方や仕事に自信がもてなくなっている時、怒りという感情に伴う快感・正義は、不安を払拭することにつながります。部下を怒っている間は、自信を取り戻し、活力を感じることができるため、その快感にしがみつきたくなることがあるのです。さらに、「こんなことで傷つくわけがない」という思い込みも関係しています。「自分は大丈夫だったから相手もがんばれるだろう」と無意識に信じていますし、「部下の成長のためだ」と、むしろ善意のように感じていることもあるのです。

自分の物差しで、相手の感じ方を勝手に判断してしまうことでパワハラが生まれるわけですが、こうした人は、「相手は、自分とはちがう人間なのだ」というデータが足りていません。そのため、正義や美学が行きすぎてしまっているのです。

相手と自分はどのようにちがうのかを考える時は、次の視点を考慮するといいでしょう。

1．感受性レベル

「つらさ」に対する感受性は人によってまったくちがう。アルコールを受け付けない体質の人もいれば、根っからの「ざる」のような人もいるのと同じこと。

2．得手不得手

誠意や努力が足りないのではなく、そもそもその能力が不足していることもある。167センチの私に、バスケットのダンクシュートを決めろと言われても不可能。

3．経験、記憶、自信

はじめて取り組む課題は、なかなかうまくいかないもの。過去に苦い思いを味わった課題やつらい経験をした人間関係、部署（場所）での仕事は、自信もないし、難しくなる。

4. エネルギーレベル

毎日同じ職場で、同じように仕事をしていても、個人的な事情はまったくちがう（例：帰宅した後は子育てや介護がある、持病がある、通勤時間が長いなど）。個人的な事情は見えにくく、その日々の消耗度は、人によって異なる。

また、同じ人でも、エネルギーレベルは年齢とともに変化する。1年前に耐えられたつらさを、今も耐えられるとは限らない。

すばらしいリーダーは、1〜4の視点で部下のコンディションを見極めたうえで、仕事を指示したり、目標を設定したりします。特に**「4．エネルギーレベル」**は、知らないうちに影響を与えやすく、もっとも見誤りやすいポイントなので、要注意。**人は機械ではないので、いつも同じではありません。**相手が本当にそれに耐えられるのかどうか、今、目の前にいる人の状況を把握する努力が欠かせないのです。

部下の指導で怒りを感じたら、まずは自分のケアを

060

子どもの「心の強さ」と大人の「心の強さ」

私は、「心の強さ」には2種類あると思っています。

それが、**子どもの「心の強さ」と大人の「心の強さ」**。

子どもの時は、**「全部やる」「最後までやる」「あきらめない」「正しいことをやる」**ことの大切さを教わり、それを鍛えてきました。子ども時代の課題は、がんばればできるものが多いため、子どもの「心の強さ」を鍛えるにはぴったりです。また、子どもはどんどん成長するので、限界をつくらずにできるところまでがんばるほうが、将来、成功する確率が高まるでしょう。

ところが、子どもの「心の強さ」だけでは、大人の社会はうまく乗り切れません。なぜならば、課題が複雑になってくるから。最後まで一人でやろうとせず、他者の力を借りたほうがいいこともあるし、自分に合わないことはあきらめてほかの分野で努力するほうが成功したり、幸せになったりしやすいのです。

子どもの「心の強さ」だけでは、こうした柔軟な考えができません。そこで、大人の「心の強さ」も鍛えなければならないのです。

「正義」にとらわれる人は、自分では「心が強い」と思っているかもしれませんが、大人の「心の強さ」が、まだまだ鍛えられていない人たちなのです。

　バランスの良い大人の「心の強さ」を鍛えるために、次のページに通信簿を載せておきました。ご自分を評価しつつ、ぜひ2つの「心の強さ」をバランス良く鍛えていってください

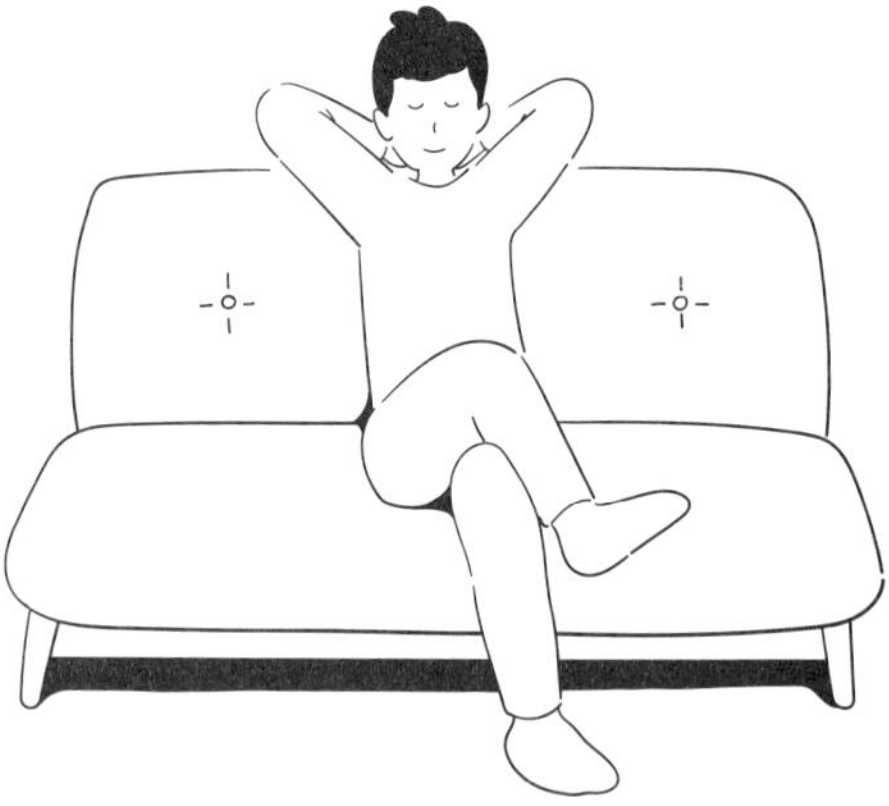

大人の「心の強さ」が育つとストレスに強くなる

大人の「心の強さ」通信簿

子どもの「心の強さ」	大人の「心の強さ」
完全にやる	完全性と時間的欲求のバランスがとれていますか？ まず動いてみて、情報をとるという発想や柔軟性とその勇気がありますか？ 人間や人間社会は完全ではなく、なかなか目標を達成できないことを許せますか？（自分も他人も）
全部やる	物事のポイントを見極め、集中的に努力を注げていますか？ 不要な部分を切り捨てる勇気をもてますか？（優先順位をつけられますか？）
全力でやる	ただ一生懸命やればいいのではなく、力を抜いたほうがうまくいく場合があることを知っていますか？ 部分の成果だけでなく、全体の成果を意識して、行動をコントロールしたり、ペース配分したりできますか？
ムダなことはしない（早く、うまく、効率よくやる）	人間や人間社会は完全ではないため、ムダなことが生じても、イライラせず、モチベーションを維持できますか？
成長する（しかも早く）	それ以上成長しない部分があることを受け容れて、上手に運用する、あるいは次の対策を練るという発想をもてていますか？ 人が成長するには時間がかかることを知っていますか？ 辛抱強く自分や他人をモチベートできますか？
一人でやる	必要に応じて、上手に周囲の力を借りられますか？　他人と協力することによって、より大きい仕事ができることを知っていますか？
最後までやる	状況に応じて、進路変更できますか？　下山する勇気をもてますか？ 少しの挫折や中断で、意欲を完全に失わず、継続的に目的を追求することができますか？
逃げない	自分の実力と課題の困難さを客観的に分析し、上手に将来のトラブルを避けることができますか？ 助けを求めるタイミングの見極めができますか？

061

子どもの「心の強さ」と「自信」の関係

ある研究によると、日本人の高校生は他国に比べて極端に自分に自信がないと言います。もちろん謙遜を美徳とする文化の影響もありますが、私は、本当に「自信がない」という部分があると感じています。そして、その原因は**子どもの「心の強さ」で「我慢」を強調しすぎているせい**だと思うのです。

我慢は、個人の都合を抑えて、集団の輪を乱さないためにとても重要なものですが、自分の感性や欲求を否定する行為でもあります。「自信」とは「自分を信じる」と書きますが、我慢している時は、自分の感性や欲求を信じられません。これを練習し続けると、自信がなくなってしまっても不思議ではないのです。

また、子どもの「心の強さ」を鍛える教育では、正解は教科書の中や大人の頭の中、もしくはルールの中にあるとされてきました。「今、理科をやりたい」と思っても、時間割が国語ならば国語をやるのが正しい。自分の気持ちよりも、ルールのほうが重要なのです。

そうした教育の影響もあり、今でも私たちは、自分の選択を信じ切れず、ありもしない「正解」を求め続けてしまうのです。

近ごろはこうした弊害を問題視して、子どもが学びたいものを自由に学ばせてくれる学校が増えてきました。しかし、**今、日本の社会で優秀と言われる大人には、子どもの「心の強さ」が、大きすぎる人が多いように感じます。**そうした人がうつになると、仕事を休んだり、他人の力を借りたりすることができません。周囲は「休んだら」とアドバイスをするのですが、元々自信がない中で唯一の頼りにしてきた「がんばれる自分」「あきらめない自分」という最後の砦を手放すことになるからなのでしょう。これ以上自信を失いたくないので、必死に仕事にしがみついてしまうのです。

子どもの「心の強さ」だけでなく、大人の「心の強さ」を身につける練習をしましょう。大人の「心の強さ」を鍛えるということは、根柢の自信を鍛えるということでもあるのです。

我慢強いだけの自信はもろい

第7章

人間関係のストレスと付き合う②

～変わろうとしない人／変われない自分～

062

人は成長したいけれど、なかなか変われない生き物

突然ですが、国民的アニメ「サザエさん」に登場する磯野波平さんは、54歳という設定なのだそうです。この年齢を聞いて、驚く人も多いのでは？　浪平さんは、かなり年配のイメージがありますよね。「自分はまだまだ若いと思っていたのに、そんなに変わらないじゃないか……」そう思った方に朗報です。連載開始当初から平均寿命が延びたこともあり、現代の生物学的な年齢を推定すると波平さんは74歳ほどだそうです。ここで伝えたいのは、**私たちは、「自分はまだ若く、まだイケる」という思いが強い**ということ。「イケる」にはいろんな意味合いがありますが、ここでは「まだまだ成長できる」と感じたい気持ちに注目してみましょう。

「成長したい」というのは、人間の根本的欲求のひとつ。人間の子どもはか弱い生き物です。荒野に放り出されたら、猛獣にたちまち捕食されてしまうでしょう。でも、走る、食べ物をとるなどができるようになることで、生きていける確率があがっていきます。「3つの自信」（43ページ）を覚えていますか？「何かができるようになる」は私たちを支える第1の自信で、スキルを習得できる素質（健康、若さ、基礎知識）

を感じるのは第2の自信。また、「何かができるようになる」ことは、集団からほめられたり、尊重されたりするので、「第3の自信」にもつながります。成長し、できるようになり、体も心もさらに強くなり、仲間として受け容れられる――これによって生存の確率が高まるため、DNAは私たちが成長に向かう時に快楽を得られるように進化したのです。これが、私たちが「成長したい」と熱望するメカニズムです。

でも、「成長したい」という欲求が強すぎると、「自分はこうあるべきだ」「人はこうあるべきだ」という期待値が高くなりがちです。「自分は成長したい」「他人にも成長してほしい」と思ったところで、実際はどうでしょうか？　そのような願望はあるのに、なかなか「変わろう」という努力が続かなくて、自分にダメ出しをしている人も多いのでは？　また変わろうとしない他人にイライラするのでは？

「人はそうかんたんには変わらない」というのが本章でお伝えしたい重要なメッセージです。ただし、決して変わらないわけではないし、まったく成長できないわけでもありません。人の変化と成長について、この章では明らかにしていきます。

変われない人・変われない自分とうまく付き合おう

063

「変われないこと」は、悪いことなのか？

うつで休職中の20代男性のFくんの例をご紹介します。

「元々人見知りをする性格なんです。でも大学で少しずつ克服して、希望の会社に就職が決まり、この数年は営業職でがんばってきました」と話すFくん。詳しく聞くと、ビジネス書をたくさん読み、イメージトレーニングをしながら、苦手な飛び込み営業をこなしてきたそうです。「本当に努力して、それなりに結果も出てきたのですが……」。そのうちに体が重たくなって、朝起きられなくなってしまいました」と苦しい心の内を明かしてくれました。Fくんは、初対面の人に会い、交渉するスキルは身につけました。しかし、本来のFくんの感性では、人に会うこと自体がとても消耗すること。また「人嫌いではダメだ」と感じながら営業職をすることは、自分を責め続けるようなもの。これも感情のエネルギーを使います。朝起きられなくなったのは、「これ以上エネルギーを消耗しないで」と、体がブレーキをかけたのでしょう。

人には **〝ホメオスタシス〟** という機能があります。ある部分が変化し、その影響が出ると、自動的にほかの部分がそれを打ち消して、全体のバランスを維持する機能。

綱渡りでふらついても、手足が微妙に動きながら、自動的に重心を保つようなものです。ホメオスタシスのおかげで、人は体温や水分量、免疫などを保てるのです。

Fくんが自分を変えようとしても、感情や体はFくんの全体性を保とうとします。これまでとちがうことがあっても、大きくは一定であろうとする作用が働いたのです。**人には、同じパターンをキープして安定したいという習性があり、意思と努力だけでは変わりにくいのです。**

ちなみに、Fくんには、まずは休養して心身のエネルギーを取り戻すことを優先してもらいました。カウンセリングは、ホメオスタシスを前提にしながら、変えやすいところを少しずつ変えるお手伝いをします。Fくんの「人が苦手」という性質は簡単には変えられません。でも「人嫌いはダメだ」という価値観はゆるめることができると感じました。うつ状態は、自分を知り価値観をリセットするチャンス。Fくんの人生は、今回の経験を糧に、ぐんと生きやすく好転していくでしょう。

意思の力だけでは、変わりにくい

064

人の行動を決めるのはＤＮＡ？　教育？

「うちの子、全然勉強しなくて、成績も悪いし……私の育て方が悪いんでしょうか？」

そうお母さんたちによく聞かれます。人の成長について考える時、影響が強いのはＤＮＡなのか、それとも教育なのかというのは、気になるところ。私の答えは「50：50」、先天的なもの、つまりＤＮＡが50％、後天的な教育・環境が50％です。

実際、どんなに親が放っておいても勉強する子はするし、上司の指導が多少悪くても、優秀な人材は自分で伸びていきます。これはまさにＤＮＡ50％のなせる力です。

一方、子どもを立派に育てたい、部下を成長させたいと願っても、ＤＮＡ50％の影響で、思うようにならないことは多いものです。「自分の育て方が悪いのかもしれない」「育成方法を間違えているのでは」と嘆いても仕方のない場合もあるのです。

とは言え、私たちが変えられるのは教育のほうです。ここでの「教育」とは、行動パターンやふるまいなど、成長の中で無意識のうちに刷り込まれたものも含みます。

少し極端な例ですが、虐待傾向のある親に育てられた子どもには、いつも自分の気持ちを引っ込めて、他人の顔色ばかりうかがってしまうというパターンが刷り込まれがちです。元々は明るい気質がそなわっていても、親の影響を受けて生きた時間が長いほど、体に染み込んでしまうわけです。

なぜ、その時、その人が、その行動に出たのか。たとえ他人には理解できなくても、そこには、その人なりの背景があります。本人も気づかないうちに身につけた、正義や美学が隠れている場合もありますし、さらに探ると、その人が受けてきた教育、つまり「どんな時間を生きてきたか」が影響していることもあるのです。

また、年を重ねると、教育よりもＤＮＡのほうがやや優位になる傾向があります。老いると、顔つきだけでなく、言動まで親や兄弟に似てきたりします。おそらく、エネルギーの低下が影響するのだと思います。学習したことを行うよりも、ＤＮＡの指令のまま行動するほうが、省エネなのでしょう。

人の行動を決めるのはＤＮＡ50％、教育50％。それを前提に、自分や他人と付き合ってみましょう。

人の行動は、教育だけで決まるものではない

065

それでも人が変わる時①　「必要性」がある時

「DNA50％、教育50％という話はわかりました。それでも教育の効果を少しでもあげることはできないでしょうか？」と期待する方もいらっしゃるでしょう。「教育50％」が、その人の成長に有効に働くためには、「本人がヒシヒシとした必要性を感じていること」が大切です。

自分自身のことを振り返ってみてください。学生時代に習ったことのうち、自分の中に定着しているものはどれくらいあるでしょうか？　微分・積分、古文、第二外国語など、一度は習ったはずなのに、生きるうえで必要を感じないことは、あまり定着しないものです。一方で必要に迫られたこと、「自分のものにしなければ後がない」と感じて必死に学んだことは、今でも体に染みついているのではないでしょうか。

私の経験で言うと、自衛隊に入った時の敬礼がそうでした。入隊するまで敬礼などやったこともありませんでしたが、入隊直後から、朝・夕と、先輩から徹底的に叩き込まれたのです。これを身につけなければ自衛隊でやっていけなかったので、やるしかありませんでした。すると、1週間もしたら、いつのまにか体に染みついたのです。

それは退官した今でも残っていて、先輩にお会いした時は自然に右手が上がるほど、自分の中では定着した習慣となってしまいました。

このように、**人は切迫した必要性を感じない限り、何かを学んでも定着しません。**たとえ周囲から強く言われたこと、どんなに大切だとされる知識・経験、スキルでも、自分が「必要だ」と感じなければ、あっというまに忘れてしまうものなのです。

自覚のないパワハラで、何人も部下を辞めさせてしまった人の多くは、「自分は決して悪くない」「変わる必要はない」と思っているものです。そうした人でも、「もう一人辞めさせたら退職させられる。後がない」など、本人が心の底から深刻なニーズを感じた時、はじめて、変わる方向へとベクトルが向いていきます。病気になってはじめて禁酒・禁煙ができるのと同じです。教え方の良し悪しではありません。（周囲の人ではなく）本人が切迫した必要性を感じる時、人は変わるのです。

必要性が感じられる時、人は変わることができる

それでも人が変わる時②「目標の3原則」がそろっている時

目標が3つの条件を備えた時、人は、達成に向けた行動を起こしていきます。自衛隊でもよく使われる「目標の3原則」を紹介します。

1．明確なニーズがある

これは168ページで紹介したことです。「勉強しなさい！」といくら言っても、本人が切迫した必要性を感じていなければ、机に向かうことはないでしょう。

2．自分が達成できる範囲の目標（課題）である

「カナヅチだけど水泳国際大会に出たい」など、そもそもの能力がないのに「こうなったらいいな」と思うのは、目標ではなくて夢物語。人は「達成できる」と思う目安や手がかりがなければ、貴重なエネルギーを使えない、使おうとしない生き物です。

3．持続性につながるこまめなフィードバックがある

何かに取り組むには必ずエネルギーが使われますが、使われるエネルギーと効果とのバランスがとれていることが欠かせません。そのため、時々自分に「査察」が入るのです（その結果、三日坊主にもなるのです）。やっていること（＝エネルギー拠出）に対して、明確な成果ややりがい、楽しさなどのフィードバックがあるかどうかが「持続性」につながります。

私が、自衛隊に入隊して、すぐに敬礼を覚えた話で言うと、敬礼ができなければ組織の一員になれないという差し迫った状況でした（1．明確なニーズ）。敬礼そのものは、作法はあるもののきちんと意識すれば何とか実行できるレベルです（2．達成できる範囲の課題）。良い敬礼をすれば相手から答礼が返ってくるし、悪い敬礼なら厳しく怒られるという明確な反応がありました（3．こまめなフィードバック）。目標の3原則を満たす課題なので、誰もが数週間で、呼吸のように体で覚えてしまうのです。

「成長したい」「成長してほしい」と思う時は、これらをそなえた目標を立てることから始めましょう。

「変われない」ことにストレスを感じる前に、目標を見直してみよう

067

「三日坊主」は悪いことではない！

「うちの子、三日坊主で……何をしても長続きしないんです」というのは親御さんたちから、よく聞く嘆きです。お子さんだけではなく、自分の「三日坊主」に悩む方も少なくはないのでは？　でも、**「三日坊主」は、とても理にかなったメカニズム**。恥じるどころかぜひ誇ってほしい、これからの時代を生きるための必須スキルなのです。

三日坊主のメカニズムを考えてみましょう。どんなことでも、はじめてのことに取り組む時は、かなりのエネルギーを要します。ところが、人の基本は省エネモード。ムダなことにエネルギーを使いたくないという本能があるのです。もし、新しいことをしばらくやってみて、「メリットが案外少ないかも」と感じられる場合、これ以上エネルギーをかけるのをやめようとします。そして、その最初の判断が、大体3日目くらいにやって来る。これこそが「三日坊主」のメカニズムです。

「でも、ここでやめたら堪え性がなくなってしまう。我慢や辛抱を覚えさせるためにも、ここは踏ん張ってもらわないと」と思うのも、育てる側の素直な気持ちです。しかし、現代はあらゆるものが、めまぐるしく生まれては消えていく時代。我慢して新しいスキルを身につけたとしても、一人前になった頃には、そのスキルはすでに過去のもの……というのが、今の時代のスピード感なのです。「まさか」と思うかもしれませんが、新型コロナウイルス感染症が発生し、緊急事態宣言が出てから起きたことを思い出してみてください。多くの人にとって「当然行くもの」だった会社や学校が、あっという間にオンラインにとって代わられました。テクノロジーの発達が、時代のスピードを押し上げているのです。今後はAI（人工知能）技術の発達で、これまで以上のスピードで社会は激しく変化し続けることでしょう。

「今の子どもたちが大人になる時、65％は今存在しない職業につく」という説もあります。誰にも予測がつかない世界の中で、私たちの選択肢は無数に広がっています。ひとつをやり続けている間に、別の選択肢を見逃してしまうかもしれないのです。

これから私たちは、「三日坊主」のセンスを磨かなければなりません。ちょっと味見をして、貴重なエネルギー使うのにふさわしいものかどうかを見極める。そのくらいのフットワークの軽さが求められているのです。

「三日坊主」はすばらしい能力だと考えよう

068

私たちは基本的に「省エネモード」で生きている

人が変わるには、大変な労力が必要です。自分の中に染み付いたパターンを変えようと思ったら、大きなビルを解体して、取り去って、更地にして、もう一度ゼロから設計して建てなおすような、膨大なエネルギーが必要なのです。ところが、基本的に人はエネルギーを使いたくない怠け者……いえいえ「省エネ好き」。「省エネ好き」なのは、人間だけではなく、動物全般に言えることです。たとえば、ライオンはお腹が空いたら狩りに出ますが、獲物を仕留めお腹がいっぱいになったら、たとえ目の前を獲物が通っても動くことはありません。必要な時に、必要な分だけ、なるべく効率良く――エネルギーは限りなく出し惜しむのが、動物としての生存本能です。

さらに言うと、**どんなに成長したくても、疲れている時には、人はなかなか変われないもの**なのです。疲労には3段階があり（121ページ）、その疲労の度合いは人間の行動や反応と密接に関係しています。たとえば、上司から注意を受けたとしましょう。疲労の第1段階にある時は、カッとしたり、落ち込んだりしても、一晩寝れば次の日には冷静になれます。上司のひと言を「もっと成長しよう」と前向きな力に変えることもできます。ところが、家庭のトラブルや大きな仕事が重なって「第2段階」にある時は、同じひと言でも2倍のショックを感じます。また、「成長しよう」とするより、身を守るほうにエネルギーを使います。たとえば、「(自分の身を守るためには）退職しかない……」などと考えてしまうのです。第3段階になるとなおさら、危険を回避することしか考えられなくなります。誰かが「こうすればいいよ」などとアドバイスをくれても、その通りにできない自分を責められているように感じられて、その人に悪意を向けるほど、内向きになってしまいます。疲労の度合いは、これほどまでに人の行動や反応に深く関係します。自分や他人に成長を求めても、疲れている時は、「省エネ志向」がグッと強まるため、心も体もストップがかかってしまうのです。

成長とエネルギーの関係性を知ると、「変わりたいのに、変われない私」も「こうしたら良いと思うのに、ちっとも成長しないあの人」も、すこしちがう視点で見ることができるのではないでしょうか。

人は、エネルギーが充分な時しか変化できない

069

「すぐに、完全にできなければいけない」わけではない

成長・変化を邪魔するもののひとつが、私たちの心に刷り込まれた「子どもの心の強さ」。子どもと大人の「心の強さ」については155ページで紹介しましたが、昭和・平成の学校教育を受けてきた人は、「子どもの心の強さ」のため、しなやかに変われないことが多いようです。変化を邪魔する「子どもの心の強さ」とは、何か新しいことを始めた時に「すぐに、完全にできなければならない」という意識をもってしまうこと。実際のところ、「ビリでも良い」「中途半端でもいい」などとはなかなか思えない、という方がほとんどではないでしょうか。

私が実施している「感情のケア講座」の参加者にも、こうした傾向がよく見られます。私は講座の冒頭で「ここでは感情と付き合ういろいろな方法を説明しますが、スキルには自分に合う・合わないがあります。また、はじめて行うことなので、すぐにできなくても当たり前です」と必ずお伝えします。しかし、試したスキルで明確な変化を感じられないと「正しくできていないからだ」と自分を責めたり、「つらい感情が減りました」などと別の人が興奮気味に語るのを聞いて「私は効果を感じられなかっ

た……」と密かにがっかりしたりする人が出てきます。このように、講座で提案するやり方を、**「すぐに、完全に」修得しようとして、自分の理想や他者と比較して落ち込んでしまうと、せっかくの新しいスキルを身につけるチャンスが、自分を責める場に変わってしまう**ことがあるのです。

子どもの頃の勉強や習い事は、比較的シンプルなことで、答えが明確なものがほとんどでした。ところが大人になってからの課題は、複雑で明確な答えがないものが多いのです。それに対して高いハードルを課したままでは、なかなか新しいことを習得できません。もちろん「子どもの心の強さ」があるからこそがんばれるという面はあります。でも、時にそれが壁となることもあると知ると、もっとスムーズに成長していけるようになるでしょう。

「すぐに完全にできる」なんて幻想だとあきらめよう

070

成長のスピードは、人それぞれ

人はなかなか成長しないものですが、成長する時でもそのスピードは人それぞれ。あなたが新人の頃に早々と覚えた仕事を、今年入社してきた新入社員に教えてもなかなか覚えてくれないとしましょう。「自分と新入社員ではちがう」と頭では理解できても、実際には、少しのことでイライラしてしまうもの……。**成長にはエネルギーが必要ですが、誰かの成長を待つこともエネルギーを使います。**なかなか思い通りに変わらない相手を「待つ」ことや何度も同じ話をすることには、エネルギーが必要だからです。自分の仕事が疎かになり、やがて指導が負担に感じてしまうのが人の本質です。ただ、ここで気をつけたいのは、**自分自身の元々の疲労が深い時は、より相手の成長を待てなくなる**ということです。

たとえば、親が子どもに「宿題をしなさい」「勉強しなさい」と注意するのは、わりとよくあることですよね。この時、それほど疲れていなければ「宿題をしなさいよ」と、軽く注意をするくらいに留めるでしょう。でも、日ごろからの疲労がたまっていれば、「早く宿題しなさい！　もう何度言わせるの！」などと、ガミガミ言ってしままいがちになります。この場面で、親（＝指導者）は「これは必要な指導だ」と考えているかもしれませんが、「疲れるから、早くこのやり取りを終わらせたい」と、無意識のうちに思っていることが多いのです。もしこの時、子ども（＝指導を受ける側）にも疲れがたまっていて、疲労の第2段階にあったら（121ページ参照）、「何度言わせるの！」という同じ言葉は2倍の圧力をもち、この言葉に2倍傷つきます。親は、「良かれと思ってやったこと」でも、子どもにとっては脅威となることもある――このメカニズムは、パワハラも同じです。ここでは、親子関係を例にしましたが、職場の上司と部下の関係でも、同じことが起こることがあるのです。

人は自分が成長するのにも膨大なエネルギーを使うし、人を成長させようとすることにもまたエネルギーを使い、どちらの場合も疲れます。人間関係のトラブルを防ぐには、まずはこうした現実をしっかり理解することが大切です。そのうえで、**「自分は疲れていないか」「相手は疲れてないか」**と、お互いのコンディションに意識を向けていけると良いでしょう。

相手の成長を待てない時は、自分の疲労をチェックしよう

071

それでも人は変われる

　ここまで、人は成長したい、成長させたいと渇望しながら、どれほど変われないものかを話してきました。人が変わらない理由は、次のようなものでした。

「一部分を意識して変えても、無意識にほかの部分がカバーして全体性を損なわないように働く〝恒常性〟（ホメオスタシス）」「その人の行動やパターンはDNA50％、教育50％でかなり強く刷り込まれている」「変わらなければいけないという切迫した必要性を本人が感じない限り、行動やパターンは変わらない」「人には変わるためのエネルギー拠出を惜しむ省エネ傾向がある」「『子どもの心の強さ』が成長のハードルを上げる」「人それぞれで成長のスピードがちがうのに、待てないことがある」。

　ただ、これだけ変わりにくい条件がありながら、人は変化し、成長する生き物でもあるのです。「目標の3原則」（170ページ）に加えて、次の3つのポイントがそろうと、人は変化・成長に向かいやすくなります。

　3つのポイントとは、**「自信」「体験の効果」「数の効果」**です。

「原始人モード」で考えてみます。ある人が住んでいる場所を捨て、新しい場所に移ろうとしています。今の場所は危険だし食料も少ない。新しい場所へは移動できそうだし、行き方もわかっている。目標の3原則は満たされつつあります。ただ、当然リスクもあるので、今の場所に留まることもできますが、次の場合、新しい住まいへと移っていくでしょう。

まず、住まいを変えた先でも水や食べ物を確保できる、生きていけるという最低限の「自信」があること。自分のスキルや体力、仲間の力などに信頼があれば、多少のリスクにも前向きに臨めます。また、これまでも住まいを移した経験があったり、移転先で予想される猛獣に対応した経験があるなど、「体験」の有無も大きいでしょう。さらに、一人ではなく種族の仲間たち全員で引っ越すならば、一人で何もかも始めなければならないリスクも減らせるし、行った先での作業を分担できます。これが「数の効果」です。

この3つのポイントが揃うと、人は動き、変化をしていきやすいのです。

条件がしっかりとそろえば、人は変わることができる！

072

変化を後押しする「3つの自信」

人は、エネルギーを使いすぎてしまってうつ状態になり、そこから回復する時、二度とうつにならないように「変わりたい」と思います。ところがまだエネルギーが十分ではないので、なかなか変化できません。そんなうつのクライアントが変わるには、「自信のケア」が必要なのです。

通常、本人は「第1の自信」（43ページ）を補強したがります。うつに苦しむ人が資格取得の勉強を始めたり、旅行や自己投資をして休職期間を有効に過ごそうと試みたりするのはそのためです。こうした行動が決して悪いわけではないのですが、結果的には疲労を深めることになり、全体として良い方向に進まないことが多いのです。

うつの自信ケアは次のように進めます。

うつ回復の初期段階では、まずカウンセラーが信頼関係をつくり、「第3の自信」を補強します。一人ではないと感じられると、生きる力がわいてきます。次に、「今の状態は、あなたの性格や能力のせいではなく、単にがんばりすぎて疲れているからだ」という説明をしてあげます。これによって、「第2の自信」が補強されます。そうしてしっかり休養をとることで疲れがとれ始めたら、歩くこと、ストレッチをすることなど体の活動から始めます。体が動くようになると「第2の自信」が強化されます。最後に、慣らし通勤を始めるなど、小さな〝できること〟を重ねて「第1の自信」を補強していくのです。「第3の自信」「第2の自信」を補強してから、最後に「第1の自信」をケアしていく。このステップが、うつ状態のクライアントの自信ケアの基本です。

自信がないと、成長・変化へと進みづらくなります。成長・変化に抵抗を感じたら、「3つの自信」が足りているかどうかを考えてみると良いでしょう。

自分の自信／相手の自信を分析してみよう

073

変化を後押しする「体験」の効果

人はなかなか変われないからこそ、「目標の3原則」にしたがって、適切な目標を設定する必要があります（170ページ）。「目標の3原則」とは、①その人にとって明確なニーズがある、②それを達成できる能力がある、③持続力を維持できるフィードバック。でも、現実はいつもこの原則を満たす魅力的な目標が意識できるわけではありません。しかし、一番大切な「ニーズ」が十分でない時でも、やる気を出せる時があります。それは次の3つの条件が整った時です。

1. やった時にどのくらいの効果があるのかがわかる
2. そのことがやれるのかやれないのかの可能性がわかる
3. どのくらいのエネルギーと時間が必要なのか、全体のプロセスがわかる

効果と可能性とプロセス（エネルギーと時間の見積もり）の3つがわかると、人は行動に対する意欲を出しやすくなるのです。

今、そこまで住居を変える必要性はないけれど、たまたま新しい洞窟を近くに見つけたとしましょう。入ってみたら（体験）、今よりも広くて住むには良さそうです。住まいを変えるという明確なニーズはなかったのに、今よりも住みやすそうで（効果）、引っ越しは難しくなさそう（可能性）、しかも今の住居からも遠くないし、それほど手を入れなくても良さそう（プロセス）です。言い換えると、コスパがいい。こうなると引っ越しに向けて、がぜんやる気が出てくるわけです。

人の行動を後押しするのは、こうした好条件のデータとの出会い。これは、「体験の効果」です。デパ地下で店員さんにオススメされて試食をして、買うはずではなかったのに買ってしまったなんてことは、しばしばあるものです。

「変わりたい」と思っても、頭で考えるだけでは足はすくむばかり。少しお試しをする体験の効果を大いに活用しましょう。恋愛や結婚、転職などで「運命の出会い」を待ち続けている人にも同じことが言えます。「味見や試食」をして具体的なデータを手に入れなければ、本能は、あなたをいつまでも足踏みさせてしまいますよ。

「体験」を積み重ねて、やる気を刺激するデータと出会おう

074

変化を後押しする「数の効果」と「圧力」

原始人が、今の住まいを捨て、新しい洞窟に引っ越す行動を起こす確率は、「体験」をくり返し、データが増えるほど高まっていきます。オンライン会議システムのツールやビデオ通話を使い始めた時、最初はドキドキして、手順がよくわからず、たくさんのエネルギーを使ったのではないでしょうか。でも、一度やってみると何となくわかるようになり、くり返し使ううちに、すっかり慣れていくものです。こうなると消耗するエネルギーはぐんと減って、当たり前のように使いこなし、その便利さや魅力がわかってきます。

一度失敗してやめてしまったら、その魅力はわかりませんが、何回か使っているうちに覚えてくる。これこそ「数の効果」です。味見や試食の「体験」には効果がありますが、**1回だけではわからないことも多い**のです。

また一人ではなく、誰かと一緒にやることも、慣れないこと・新しいことに挑戦する時には効果があります。これは「赤信号、みんなで渡れば怖くない」現象。原始人だって、たった一人で新しい洞窟へ引っ越そうとしたら、負担も危険の可能性もそれだけ大きくなり、途中でメゲて中断することも出てくるでしょう。でも仲間と一緒に行くのであれば、状況はまるでちがってきます。集団の〝勢い〟が出て、自分だけ途中で外れるわけにはいかなくなります。こうしてプロジェクトは完遂されやすくなるのです。また、多くの人がプロジェクトにかかわれば、危険回避の方法、水や食料の獲得方法などにもバリエーションが出てきます。これが数の効果であり、「圧力」です。

もし、あなたが、どうしても習得したい、実現したいことがあるならば、「数の効果」「圧力」の効果を利用して、複数のメンバーで取り組むのも効果的です。「数の圧力」の変形バージョンで、人一倍パワーがある人をメンバーに加えるというアイデアも良いでしょう。

変化には、大きなエネルギーが必要です。「変われない自分／変わらない相手」に悩む時、変化に必要な3条件「自信」「体験の効果」「数の効果」の工夫ができないかを検討してみるといいでしょう。

成長のために「体験」「数」の力をうまく活用しよう

075

時には、「変わらないこと」が良い選択であることも

人が変わるためには、「時間」という要素を考慮しなければなりません。たとえば、今あなたが70歳だとして、これまでの都会生活から山奥の生活へと「ライフスタイルを変えよう」と夢見たとしましょう。変えるための準備の時間、そして環境を変えたメリットを味わえる時間……これらを考えずにはいられませんよね。

別の場合についても考えてみましょう。あなたは、あと3ヶ月で今の部署から異動することが決まっています。そんな時、今の部署で新しいプロジェクトに積極的にかかわったり、これまでのやり方をがらりと変えたりする気になるでしょうか？　人は残り時間が短くなると、新しい変化へと向かう意欲がわきづらくなります。人が「成長しよう」「変わろう」と思うためには、「残り時間がどれくらいあるか」という視点も大切なのです。

時間のほかにも、費用、体力、人間関係などなど、さまざまな要素を考えて、よく検証してからでないと、「変える」というリスクをとりづらいのが、私たち人間なのです。年齢を重ねると若い頃よりも慎重になるのは誰もが自覚するところです。

ここまで、人が変わることが難しいこと、そして、それでも変わるためにはどんなことが必要なのかについてご紹介してきました。もしかしたら、「いくつになっても成長する自分」でいることが、前向きな人生であるかのようなイメージをもっているかもしれません。でも、そんなイメージは、いつのまにか刷り込まれてしまった価値観。時には「変わらない」ことが、その人にとって前向きな選択肢である場合もあるのです。たとえば、手仕事の職人の生き方。どれだけ技術が発達しても、昔ながらの道具、方法にこだわりをもち、すばらしい価値を伝承しています。「変わらないこと」を前向きに選択した、誇り高い生き方だと言えるでしょう。

ただ、ここがまたややこしいのですが、「変わらないでいる」ことも、エネルギーを必要とするのはたしかです。結局のところ、生きていくということは、それだけで日々エネルギーを使っていくことにほかなりません。その時の自分がどのようなエネルギー状態で、どのようにエネルギーを回していくのが良いのか、動物としての本能の働きも理解しつつ、柔軟に選択していけたら良いですね。

「変わること」＝「良いこと」ではないと知っておこう

076

「変わりたい！」がリセット願望になる時

「私、今日から生まれ変わるの！」

この原稿を書いている時、ちょうどテレビに映っていたドラマの主人公が叫んでいました。20代のヒロインは、仕事中心の生活を母親に責められ、家事も完璧にがんばることに決めたのです。「私、やればできる子だから」というのが、このヒロインが小さい頃からしばられてきた言葉。カウンセラーとしては、「大丈夫かな？」と少し心配で、この言葉の背景にある気持ちを、じっくり聞いてあげたくなってしまいます。

「変わりたい、成長したい」というのは、人間の根源的な欲求（162ページ）。けれども私たち現代人が「変わりたい」と強く願う時、少し注意してほしいことがあります。それは、本書で何度も出てくる、**「今、自分は疲れていないだろうか？」**という視点です。人は疲労をためすぎると、自分自身の状態を感知するアンテナが働かなくなります。いつのまにか体調はボロボロ、心もイライラ、仕事の生産性が落ちて、人間関係のトラブルが増えていく……。こうなるとあまりにもつらくなるので、自分をリセットしたくなります。変身してゼロからやり直したいという思いです。「私、今日から生まれ変わるの！」というヒロインの言葉の裏にあるのも、おそらくは「ラクになりたい」という感覚。それを素直に認められなくて、必死に前向きな表現に変え、崩れそうな自信を何とか保ちたかったのでしょう。

「リセット願望」は、うつ状態のクライアントにもよく見られます。新しい自分を求めて、疲れているのに資格の勉強を始めたり、誰も知らないところに行きたくなったり（極端なケースは失踪も）、退職や離婚を一気に進めたくなるのです。でも、疲労から来るリセット願望の「変わりたい」には要注意。しっかり休んでエネルギーさえ復活すれば、だいたい消えてなくなるものだから。

もしもあなたが、今、強く「変わりたい！」と思うのなら、それが「今すぐラクになりたい」という気持ちから少しヤケになってしまっている感覚がないか、慎重にセルフチェックをしてみてください。「もしかしたらそういう面があるかも……」と思い当たるのでしたら、まずやるべきことは休むこと。変身計画はいったんストップして、心と体をたっぷりと休養させて、エネルギーを復活させましょう。

疲れている時の「変わりたい！」には注意しよう

077

レジリエンスを発揮できる人、できない人

今、**「レジリエンス」**という言葉が注目されています。「レジリエンス」とは、つらいことに出くわしても、復活し、成長できる力のことを言います。私は、レジリエンスを発揮できる人／発揮できない人には、あるちがいがあると感じています。それは、**「ダメな自分」を受け容れられるかどうか。**

うつ状態に陥ると、人は、「自分はうつなのだ」とは、なかなか認めにくくなるものです。うつに対処して回復のプロセスが始まっても、レジリエンスが発揮できない人は、最後まで「自分がうつになったこと」を認めようとしません。「あれはうつではなかった」「私は決して弱くない」と言い張ります。一方、レジリエンスが発揮できる人は、「自分はうつになってしまった」と受け留めることができます。

このちがいをつくっているのは、実はその人がもっている「自信」なのです。**自信がない人は弱い自分を認めることができません。**休養をとって、運良く回復したとしても、自分自身ときちんと向き合えていないままなので、心の底で「また、うつになるかも」という不安を抱えたまま生きることになります。ビクビクと、小さな

刺激に大きく反応しながら生活するので、結果的に消耗しやすくなります。

一方、**自信がある人は自分の弱さを認められます。**「自分はうつなのだ」と受け留められた人は、「何が原因だったのか」を振り返ることができます。そして、「不眠不休で仕事をしたから疲れ切ってしまったのだ」などと、反省し、これから自分ができること、できないことを考えて、何とかやっていこうとするのです。

では、元々自信のない人はどうすれば良いのでしょうか？　実は、うつという体験から回復する過程は、新しい自信をつくる大きなチャンスなのです。ダメな自分を認めることで、レジリエンスを発揮することができるようになります。それがまた新しい自信となり、「アフターうつ」の新しい生活様式の中で良い循環に入っていけるのです。

どんな自分でも認めてあげることで、レジエンスを発揮できる

078

うつからの回復は、人を成長させる

私は、カウンセラーとしていろんな方とかかわってきた経験から、「うつ状態からの回復は、成長する絶好のチャンスです」と断言できます。人は条件（①必要性、②可能性、③フィードバック、④自信、⑤数の効果、⑥体験の効果）がそろわない限り変われない生き物ですが、うつからの回復は、これらの条件がそろうのです。

①必要性。うつは苦しいものです。苦しい状況を乗り越え、少しずつ回復していく時、「もう二度とあの苦しい状態に戻りたくない」と思います。それこそ必死に変わろうとするのです。それ以前も、「変わらなければ……」と思うことは何度もあったでしょうが、うつから回復する時のような必死さはなかなか生まれません。

②可能性。変わるためにはエネルギーが必要ですが、そのエネルギーが枯渇するのがうつ状態。ですから、疲労の3段階の時は変われませんが、回復にしたがい徐々に変化に必要なエネルギーが蓄積されてきます。実際に変わり始めるのは、2段階まで回復した時です。

③フィードバック。疲労の2段階まで回復するといろんなことを試し始めます。ま

ずは、これまで同様「がんばる系」の活動をしますが、たいていうまくいきません。
④自信。「がんばる系」がうまくいかず試行錯誤する中で、エネルギーを重視して活動すればいいことに気づくと、第2の自信(43ページ)が復活してきます。
⑤数の効果。うつ状態(第3段階)に陥った人は、右肩上がりの直線のようにシンプルに回復するわけではありません。下の図の波打つ曲線のように、少しずつ上に向いていきます。あることがうまくいって自信を感じても、すぐにまた崩れてしまう――こうして「人は疲労するものだ」と思い知らされます。うつになった一番の原因は「がんばれば何とかなる」という強すぎる価値観であることが多いのですが、こうしてくり返される学習をとおして、「がんばれば何とかなる」をやっと捨てられるのです。

うつからの回復

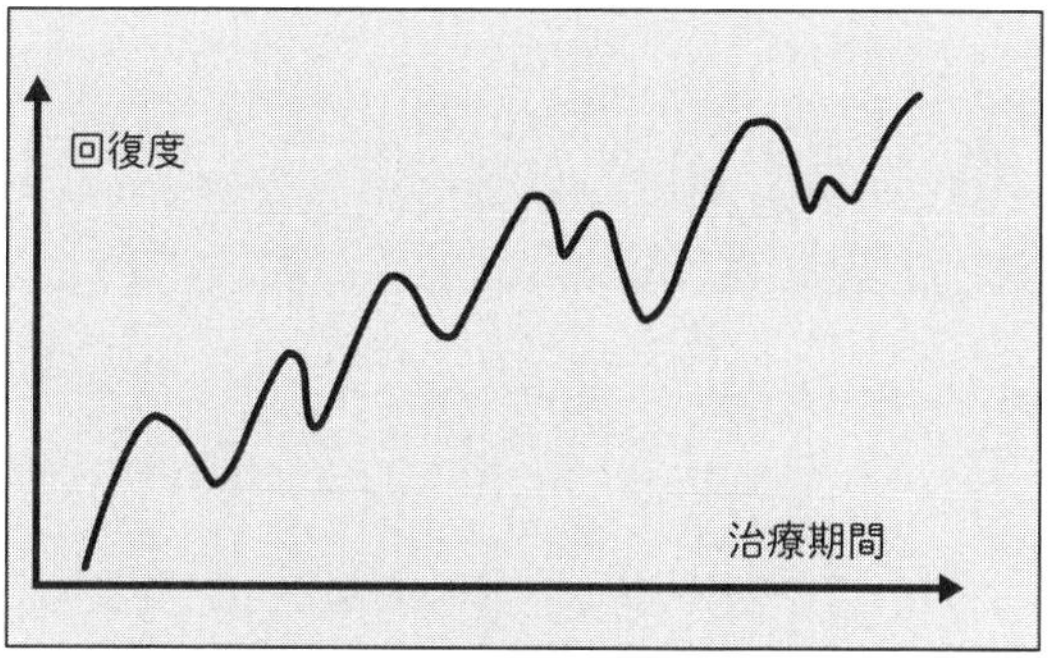

うつ状態は、「良くなったり、悪くなったり」をくり返しながら徐々に回復する

⑥体験の効果。うつのリハビリでは、まずエネルギーが回復し、そのあとうつの時に染みついた恐怖の記憶がゆるみ、最後に「何とかやっていける」という自信が回復していきます。何度も自分を振り返り、少しずつウォーキングなどができるようになり、慣らし勤務を増やし、復職する。「少しのことで落ち込まなくなった」「仕事ができるようになった」などと実感する。こうした小さな体験を積み重ねる中で、自信がたしかなものになり、新しい光が人生を照らし始めます。

こうした成長のプロセスをたどっていく人を、私は何人も見てきました。

ただ、先にもふれましたが、残念ながらレジリエンスを発揮できない人もいます。うつを自分の恥だと思い、認めようとしないのです。うつになったことを認め、エネルギー管理の大切さに目を向け、価値観を見直すことが必要だと理解できた人だけが、うつの体験を成長のチャンスに変えていけるのです。

うつは成長の大きなチャンス

つらい記憶から回復するには？

「記憶」は、生存のために必要な情報を蓄積しておくための機能（76ページ）。うつ状態は、心身のエネルギーが枯渇した〝生命の危機〟状態ですから、その時体験したことは、ネガティブな記憶として強く残りがちです。その記憶が回復後も続くことがあります。つらい体験がフラッシュバックとして、日常生活をおびやかすようになるとＰＴＳＤと診断されることもあります。でも、これは病気というよりも、自分に危険を知らせる記憶のアラームが何度も発動している状態だと理解することもできます。

このように疲労の第3段階で経験したネガティブな記憶は、すぐには消えません。しかし、記憶は消せなくても、記憶にひもづいた「感情」は薄めることができます。

そのためには、記憶の振り返りと、体験の上書きが効果的です。

まず、記憶を振り返ります。第3段階で保存された記憶は、当時のネガティブな感情によってかなり偏ったものになっています。安心できる環境で、ゆっくり当時のことを思い出すと、「それほど危険ではなかった」「自分も案外よくやれていた」「守ってくれる人もいた」……などと、客観的な事実を思い出すことが多いでしょう。

そのうえで、体験の上書きをしていきます。たとえば、つらい別れを体験した場所には行きたくないものです。でも、新しい恋人と一緒に行ったりすると、その場所のイメージが上書きされます。当時のことを思い出してもあまり涙が出なくなったり、どうでも良くなったり……。悲しい記憶は変わらなくても、そこから生まれる感情は変化するものなのです。うつの回復のプロセスでは、エネルギーの次に記憶の回復が進みます。つらいパワハラのためうつになり、休職した人がいるとします。パワハラの記憶は消えませんが、リハビリをする中で「最寄り駅に行く」「午前中だけ別の部署に出勤する」など、できることをくり返しているうちに「何となく大丈夫だ」という自信が回復していきます。この過程で記憶に伴う恐怖の感情が薄れていくのです。

どんなにつらい記憶でも、回復する方法は必ずあります。けれども、かなりの努力と時間を要するのは事実。もし、今、悩んでいるのだとしたら、カウンセラーなどの力を借りて、記憶に伴う「感情」をゆるめる作業を手伝ってもらうと良いでしょう。

しんどい記憶は、エネルギーと自信の回復とともに薄まっていく

第8章

人間関係のトラブルはあって当たり前

080

人は「みんな仲良く」できない生き物

「あの人が殺したいほど憎い」――身近な人に対してこんな気持ちがわいてきたら、自分でも驚いたり、ショックを受けたりすることでしょう。邪悪な自分が姿を現したことを恐れ、恥ずかしいと思い、自分を責める方もいるかもしれません。

でも、どうぞ安心してください。そんな気持ちを感じるのは、ごく自然なこと。実際のところ、「殺したい」と感じてしまうことと、本当に行動を起こしてしまうことはまったく別の次元のことなのです。

そもそも、人が強い憎しみの感情をもつのはなぜでしょうか。それは、人は人を恐れる生き物だからです。原始人の頃、私たち人間にとって一番の脅威は、「人」。なぜなら、猛獣や天災などよりも、人がもっとも有能で、殺し方も巧妙だったから。狙われたらまさに命の危機、殺すか殺されるかです。実際の歴史の中でも、人間同士が殺し合うことは、決してめずらしいことではありませんでした。だから今でも、本能的に人は人を恐れているのです。

ただ、人は人を恐れながらも、孤独を嫌がり、人を求める生き物でもあります。他者の痛みを感じ、助けたいと思います。これらもまた、私たちの本能なのです。**「人が怖いという気持ち」と「みんなと仲良くしたい」という気持ち、矛盾した2つが同時に存在しているのが、人のデフォルト（初期設定）**だと知っておきましょう。

ところが、世間一般では博愛主義ばかりが注目されますよね。「みんな仲良く」は、小学校のスローガンの定番です。みんなと平和的に仲良くできる人のほうが支持され、社会もそれを求めます。

でも、「みんな仲良く」は、あくまでも努力目標にすぎません。努力目標があったほうが、いろいろな価値観をもつ多様な人たちがともに生きやすいからです。こうした努力目標があるということは、裏を返せば、「人の社会ではトラブルや争いが起こるもの」という現実を大前提としているのです。

「相手を憎んでいる」と感じているあなたは、決して邪悪な人間ではありません。人は人が怖いもの。そして、人間関係のトラブルは、あって当たり前なのです。まずはそこからスタートしましょう。

「みんな仲良く」と思えない自分を認めよう

081

他人のことが気になってしまうのには、理由がある

忙しくて心に余裕がない時ほど、「働かないあの人」「言うことを聞かないあの子」が、気になってしまうもの。また、人は「自分が他人にどう見られているか」を、心のどこかで気にしているものです。他人の存在や他人からの評価なんて気にせずにのびのびとふるまえたら、ストレスも減り、もっと自由になれるはずなのに……。現実は、いつもどこかで他人を気にしてしまうのが、私たちの本性です。他人のSNSから目を離せなかったり、ネットの口コミが気になったりするのも、私たちが他人の本心をとても気にする生き物だからです。

さて、私たちはどうしてこんなにも他人のことが気になるのでしょうか？　それは、私たちの原始人的感覚が、人を恐れているということが大きく影響しています。

原始時代、自分に敵意をもつ人や足を引っ張る人をいち早く見抜かなければなりませんでした。自分の命をおびやかす可能性があるからです。ですから、敵意のかけらにも非常に敏感になります。いったん何らかの敵意を感じたら、その人から目が離せません。どれくらい敵意を向けているのか、どういう攻撃をしてくるのかと、必死に

情報収集するためです。**イヤな人ほど目が離せなくなる**のは、このためです。

また、人からどう見られているかも重要です。能力や意欲がないなどと誤解されると、仲間はずれにされるおそれがあるからです。原始時代、仲間はずれは死を意味します。こうした本能があるため、自分が相手や集団にどう見られているかは、今でも大問題になるのです。

まわりを恐れるのは、社会的に強い立場にあっても同じこと。たとえば部長と入社したての新人とでは、客観的に見れば新人のほうが圧倒的に弱い存在。それでも、「あいつは新人のくせに生意気だ」などと、部長はマウントをとりたがります。本音としては、怖いのです。もしこれが原始時代だったら、油断したすきに背中を一突きされるかもしれないし、集団で襲われるかもしれないからです。

どれだけ立場が高い人でも「スーツを着た原始人」。私たち現代人は全員、他人の存在を警戒し、恐れる本能を持ち合わせたまま、今も生きているのです。

他人が気になるのは、人として当然のこと

「家族だから仲良くすべき」は、通用しない

「自分の子どもを可愛いと思えない」「親が憎い」など、親子関係の悩みを打ち明けるクライアントは少なくありません。憎しみの感情と「親子なのに憎しみを感じる自分はダメだ」という自責の念……二重の苦しさを感じているのです。

親子だから愛し合い、労わり合うのは当然……ではありません。むしろ、近い関係だからこそ憎しみが生まれやすいのです。

人には「みんなと仲良くしたい」という気持ちと、「人が怖い」という気持ちがありますが、その矛盾をつくり出しているのは「種を守りたい本能」と「個を守りたい本能」を兼ねそなえていること。「種を守りたい本能」では、種族みんなで一致団結して、敵や危険と戦う行動を選びますが、「個を守りたい本能」では、自分が助かるために、殺し合うという行動を選択します。家族関係に当てはめれば、「家族だから力を合わせて生きていきたい」と思う一方で、家族だからこそ愛情や財産の配分などの利害関係も生じやすくなります。「自分の利益、自分の身だけは守りたい」と思うのも、本能的には当然のことです。また、兄弟姉妹ならば、親の愛情を独り占めした

くて、妬み合うこともあるでしょう。宗教や神話、映画、小説などでも、こうした親子間、兄弟間の憎しみ合いは、さまざまな形で取り上げられてきました。人間にとって、この矛盾は根源的な、ある意味でとても〝人間らしい〟悩みなのです。

私たちにできることは、「憎しみ」の感情が自分の中にわいた時、自分を責めたり、その感情を押し込めたりしないこと。もちろん、どのような行動を選択するかについては重い責任が伴います。ただし安心していただきたいのは「思うこと」と「本当に実行すること」の間には、とても深い川があるということ。よほどのめぐり合わせで、運や条件、状況がそろわない限り、その川を渡ることはまずない——というのが私なりの感覚です。「親や子ども、兄弟姉妹を憎む感情は当然」とまずは自分を認めてあげましょう。口の堅い人に話を聞いてもらえるならば、なお良し。認めてあげられないと、憎しみの感情はふくれあがっていきます。より相手が憎くなり、より自分を責めてしまい、ストレスが大きくなってしまうでしょう。「認めること」が、この負のサイクルを断ち切り、誤った行動をとることなく生き抜くコツなのです。

家族は、大好きにも大嫌いにもなりやすい

083

マウンティングも、人の本能

「あの人はいつも、マウントをとりたがる」とイライラすること、ありませんか？ほかの人より優位に立とうするのも、人間の本能です。私たち人間は、原始人の頃から集団で生きてきましたが、集団の中でどうやって生きのびるかは、まさに死活問題でした。きびしい環境で食事にありつけるのは権力が強い者だけ、子孫を残せるのも権力が強い者だけ……そんな中で生きのびるための選択肢は大きく2つでしょう。ヒエラルキーのトップ（できるだけ上位）にいくか、ほかの人には真似のできない特殊能力でスペシャリストになるか。この2つに共通しているのは「一番になる」ことです。このように人の本質は「一番になりたい」し、誰かと比べて「自分が上」だと常に安心したいものなのです。

ちなみに、「あの人はマウントをとりたがる」とイライラしてしまう心の根っこにあるのは、**「私が一番になりたい」**という気持ち。マウントをとりたいのは、実はあなたも同じなのです。これも人としての初期設定なので消えるものではありません。ただ、こうした傾向は、状況によって変化します。特に強まってしまうのは、疲れている時、自信がなくなっている時。もし「マウントをとりたがるあの人にイライラする」と感じたら、相手と勝負するのではなく、自分の疲労に目を向けてみましょう。そのうえで、その人と少しでも距離をとります。刺激に近づいているから消耗してしまうのです。離れるだけで疲労から回復し、あまり気にならなくなることは実際に多いものです。

もし、現実的に距離をとるのが難しいのなら、イメージの中で距離をとるのがオススメ。気持ちが落ち着いている時、その人をイメージの中に登場させて、漫才をしているようにツッコミや切り返しを考えるのです。「そんなにマウントをとりたがるなんて、原始人の産毛が生えてきたね」「今日もお山の大将さんは絶好調ですね」などと。私の講座の受講生の中には「イヤな人には『ああ、今日もパンツを履き忘れたんだね』と勝手に思うことにしています」と話す人がいました。イメージの中で茶化すだけでそこまで気にならなくなることは案外よくあることです。ただし、間違っても本人に直接言ってしまうことがないようにご注意を（笑）。

マウントが気になるのは、疲れているサインかも？

084

「恨み」が続くメカニズム

人に対する「恨み」は、とても根強く、私たちを苦しめます。「恨み」は、他人の存在をいつも気にさせ、エネルギーを大量に消耗させるとても苦しい感情なのです。できれば他人を恨むことなく、清らかな心で過ごしたいものです。けれども、残念ながら「恨み」は、そう簡単には消えません。そのメカニズムを考えると、強い恨みの記憶は10年単位で、ざっと2世代分は続く性質があります。

「記憶」とは、過去の情報を覚えておくために、細部をそぎ落とされて、デフォルメしたイメージとして私たちの中に保存されています（76ページ）。中でも「恨み」は、特に自分をおとしめた過去・他人に関するデータのこと。将来の危険についての最重要なデータとして、いつもマークし続けなければなりません。

たとえば、第2次世界大戦中に「父が敵国に殺された」という恨みは、〝鬼畜米英〟などとして、子どもの世代まで引き継がれたのです。

ところが、恨みが恨みとして生々しいのは次の世代まで。3世代目から先は、世代が進むほどに効力はどんどん薄れていくものです。恨みがおよそ2世代である理由は、恨みの成り立ちを考えると理解できます。原始人が生きた時代は、人と人が殺し合うのは当たり前のことでした。自分の家族や仲間が誰かに殺された場合は、自分が生きている間に再び同じ相手に襲撃される可能性があります。だから、その殺し屋が生きている間は忘れてはいけないのです。一方、殺したほうは、生きている間はずっと相手の子どもに復讐されるかもしれないと警戒し続けなければなりません。その時間を概算すると、長くても2世代分。よって、恨みによる「絶対警戒モード」はおよそ2世代なのです。それを過ぎると、お互いに危険の可能性は低くなっていきます。こうした恨みのメカニズムを知れば、一度自分の中に生まれた「恨み」が、消そうとしてもそう簡単に消えてくれないことがおわかりいただけることでしょう。

「人を恨むなんてダメなこと」と自分にダメ出しをしても、その恨みを消すのは難しいのが現実です。**もし今、誰かを恨んでいて苦しいのだとしたら、まずは自分を責めすぎないこと。**時間を味方につけて、ゆっくり記憶を塗り替えていけば良いのです。

まずは恨んでしまう自分を許そう

人間関係の悩みの典型パターン ～「ふつうなら○○なのに」～

対人関係で悩みやすい人には、典型的なパターンがあります。それは、「ふつうなら○○するはずなのに（私だったら○○するのに）あの人はそうしない」という論理。特に多く聞くのは、「自分は相手に気を遣ってきたのに、相手はそうしてくれない」という苦しさ。ただ、よく話を聞くと、「こんなひどいことを言ったんです」と話す相手の言動は、私には特に敵意のある言動とは思えないことが多いのです。

とは言え、これはクライアントが間違っているという話ではありません。クライアントが語る話は、その方にとってはまぎれもない事実。ここでお伝えしたいのは、**「人は誰でも、いつも自分を基準にして、他者を想像している」**という現実です。

人は自分の世界からしか相手の意図を想像することができません。一方で、自分にとっては〝あり得ないこと〟が相手にとっては〝ふつう〟であることも多いのです。

有名な恋愛マニュアルの古典には、こう書いてあります。「男性は火星人、女性は金星人」。男性・女性だけではなく隣の人は全員「ちがう星の人」と考えるほうが良いのかもしれませんね。その事実を忘れてしまうせいで生じるストレスは、思っている以上に多いのです。

今、もしも「ふつうなら○○なのに」「私なら○○なのに」という思いで苦しんでいるのなら、「私たちは自分を基準に他人を想像している」ということを思い出しましょう。多くの場合、現実の相手には、あなたを侮辱しようという悪意は存在しません。

人間関係につまずいてしまったと思ったら、1回深呼吸をしてから相手の性格や背景に冷静に目を向けてみましょう。相手への過剰な期待を、少しゆるめることができるでしょう。

ちなみに、プロのカウンセラーは、自分にこの傾向があることを忘れません。ちがいを出発点にして、クライアントの世界を知り、寄り添います。できるだけこちらの思い込みで、クライアントの苦しみを読み間違えないように心がけるのです。

「相手は外国人、宇宙人」と考えてみよう

086

「いじめ」がなくならない本当の理由

「いじめをなくすことはできますか？」という質問に対する私の答えは、「完全になくすことはできません。でも、なくす方向に努力することはできます」。

この章で解き明かしてきたとおり、他人を恐れ、他人に勝りたい、マウントをとりたいと思うのが人の本能です。いじめもパワハラも、この本能が原因なので、ゼロにすることはできないでしょう。もちろん社会としては、いじめやパワハラはなくしたほうがいい。でもそれは、ダイエットをするのと同じ難しさがあると考えてください。いじめもダイエットも、人の「本質」に対して「理性」がどこまでコントロールできるのかという点では、同じ種類の課題なのです。

多くの人が、ダイエットに関心をもち、実際に試みています。社会は、「太っていないほうが健康的で良い」という価値観を求めるからです。でも、食べなかったら死んでしまうし、エネルギーを摂取したら溜め込んでおきたいのが人の本質なのです。これはまさに「理性」と「本質」のせめぎあいです。「いじめ」の問題も、実はこれに近いところがあります。**社会は争わないことを求めるし、理性的にもそうしたほう**

が良いことはわかるけれど、人間の本能としては「人に勝ちたい」し「争いたい」のです。古代ローマのコロッセオ（競技場）での剣闘士の戦いや罪人の処刑など、血なまぐさい争いが人々の娯楽として執り行われてきたのもその一例でしょう。

人には元々、〝好戦的なグループ〟と〝好戦的ではないグループ〟がいます。特に好戦的な感性をもつ人は、どうしても争いで勝ち負けを決めたくなる傾向が強くなりがち。とは言え、〝好戦的なグループ〟がダメだというわけではありません。人はDNAを多様にすることで、生存を図ってきました。好戦的な人もそうでない人も、それぞれが特徴をのばすことで、種として生きのびてこられたのです。

「いじめ・パワハラはやってはいけない」。それは理想です。理想に向かっていくのは良いのですが、「呼びかければなくなる」と想像するのは楽観的すぎます。人には争いの本能があり、好戦度にも差があるという前提に立って、そのうえで社会のしくみをどうしていくか、教育をどうしていくかを論議していくほうが、よほど現実的に社会を思いやりのある方向へと導いていけるのではないでしょうか。

理想論もいいけれど、まずは人間の本質を受け容れよう

087

「味方になる」は、人間関係の最強スキル

人は、それぞれ自分の基準で相手を想像しながら生きています。長年カウンセラーをしていると、人がもつ物差しは、実にさまざまなものがそろっているなあ、とつくづく感じます。私にも私の物差しがありますが、カウンセリングの場ではいったん手放します。ふだんなら「それは間違っているのでは？」と言いたくなるようなことでも、カウンセリングでは、できるだけそのような感想をもたないようにします。

カウンセラーとして目指すのはただひとつ。クライアントの世界を共有し、その苦しみを理解し、「クライアントの（心理的）味方になること」です。人が心の危機に際した時、「味方になる」ことはとても大切です。心と体のエネルギーが低下し、危機（クライシス）にある時は、原始人的な本能が強まり、孤独・孤立感がさらにその人を苦しめます。そんな時、カウンセラーに「それはおかしいですよ」などと言われるのは、攻撃されるに等しいこと。味方だと思って話したのに、敵だったわけですから、クライアントは立ち直れないくらいの決定的なダメージを負うことになります。

たとえ常識的には好ましくないことでも、一度は相手の尺度に合わせる。その時のコ

ツは、相手の**感じ方や考え方を否定しない**こと。まずは受け容れます。カウンセリングでは、これを「受容」と呼びます。自分を受容してくれる人、つまり味方がいると、そこではじめて冷静な思考が復活し、凝り固まっていた物の見方をゆるめたりする余裕が生まれてくるのです。

あなたの周囲で、今、好ましくない行動を選んでいる人もいるでしょう。もしその方が心配で、力になってあげたいと思うのならば、的を射るアドバイスをしてあげようとか、間違いに気づかせてあげようとするのではなく、まずは味方になることを目指してみませんか？

心の最大の敵は孤立感。「味方になる」ことこそが、人間関係における最強のサポート。私たちはどんな危機に際しても、味方さえいれば生きていけるのです。

難しい相手の「味方になる」と、その人の心が解けていく

088

「相談マウント」に注意しよう ～人にコントロールされないために～

人は本能的にマウントをとりたいもの（206ページ）。同じ論理で、人は、他人をコントロールし、自分の支配下、影響力下においておきたいと考えます。

集団の中にいる限り、人は協調し合っていかなければなりませんが、協調には我慢が避けられないので、エネルギーが使われることになります。もしまわりの人よりも自分のほうが多くのエネルギーを使っているのであれば、やがて自分が先に疲れて、他人のほうが強くなってしまうかもしれません。でも、日ごろから他人を支配下に置いておけば、自分が我慢することが少なくなります。貴重なエネルギーを節約できるし、危険に対しても、他人より安全なポジションをとりやすくなるのです。このように、安全を確保するため、エネルギーを確保するために、私たちは本能的に他人をコントロールしたがる面があるのです。

安全な世の中を生きる現代人でもこのマウント本能は変わりません。「あなたのためめ」と言いながら、実は「自分が自信を感じたい」だけという人間関係は少なくありません。そのひとつが、「相談マウント」。あなたが悩んでいる時、「どうしたの？」

相談マウントからは、逃げてもOK！

と近づく一見〝良い人〟の中には、あなたを落ち込ませる人もいます。もちろん人に話すだけでもラクになれることは多々ありますし、味方がいることは生きる支えになります。けれども、少し注意しておきたいのは、相手が話を聞くと見せかけて、あなたの上に行こうとしているケースがあるからです。アドバイスを実行できない時、「だからあなたはダメなのよ」とマウントが強まります。あなたにアドバイスをしながら、自分が上、あなたが下という確認をしたいだけの場合、一見〝良い人〟なので、こちら側は言い返せず、苦しい思いが募っていくでしょう。また、これは、上司・部下の関係でも起こりがち。良かれと思って「反省」「振り返り」を強要し、部下の行動を理詰めで非難することで、部下に対してひそかに優越感を抱くのです。部下が伸びれば自分の手柄、伸びなくても優越感。そんな人からは距離をとったほうがいいのですが、一見〝良い人〟だけに、罪悪感が生じます。そんな時でも、「相手は自己満足でやっているのかもしれない」と気づいておけると、少し軽くなるのでは？

いずれにしても、そういう人からはさりげなく離れていきましょう。

089

いつも社交的ではいられない

世の中は、社交的で、みんなと仲良くやっていける人がもてはやされています。そのせいか、「私は社交的ではない」と苦しく感じている人が意外と多いようです。カウンセリングでも「私は人嫌いなんです……」と深刻に訴える方はいますが、私は「みんなそうですよ」とお伝えしています。

人は誰でも「人嫌い」です。 基本的には一人では生きていけないので、他人とかかわらずにはいられないのですが、「他人」は自分とはちがう生き物。攻撃されないように、気分を害さないようにと、いつも気を遣わなければなりません。人は本能的にエネルギーのムダ遣いをしたくない〝省エネ志向〟なので、「他人」は、なかなか厄介な存在なのです。

現代人の場合、基本的に、みんなと仲良くできるのは、「エネルギーがある」「対人スキルがある」という2つをそなえている場合（人）だけでしょう。

ままならない他人とかかわるのは疲れるので、まずたっぷりとエネルギーをもっていることが欠かせません。また、「その場の雰囲気を読む」「他人のことを想像できる」

などの対人スキルをもっていること。ただし、この2つの要素がそろっているのは、案外少ないものです。
「あの人は社交的だ」と評判の良い人でも、ちょっとしたことで疲れてエネルギーがダウンしてくれれば、人とかかわるのが面倒になってしまい、たちまち人嫌いになります。また、人は一人ひとりちがうので、コミュニケーションの相手・状況は、刻一刻と変化します。どんなに対人スキルが優れていても、万能ではありません。つまり、社交的であるかどうかは、その時、その場、相手によって、クルクルと変化するものなのです。

どんな人でも人嫌いになる可能性は確実にあって、ある時は社交的でも、それはわりと限られた場合のみ。人は自分に危害を加えたり、エネルギーを使わせたりする他人の存在がイヤだから、疲れている時は誰ともかかわりたくない、人嫌いになる——人の本質とはそういうものなのだと知ると、少し人間関係がラクになるのではないでしょうか。

「人と付き合いたくない」が強くなっているのは、疲れているサイン

090

人は自分を責めやすい

私は自衛隊で心理職教官として、戦場や災害現場に派遣される隊員たちのメンタルヘルスに長く向き合ってきました。特に隊員たちの心のトラブルになりがちだったのが「自責」の感情。命がかかわる現場で「人を助けられなかった」という体験をすると、「自分のせいだ」という思いが長引き、時には一生続くほどの苦しさを背負ってしまうのです。

「自責感」は、人の感情の中でも〝高機能〟のプログラム。問題が起きた後で、ではどうすれば良かったのかを考える〝反省会〟を促す役割をもつと考えてください。

自責感の本質を、原始人モードで考えてみましょう。ある家族が大きな川を渡ろうとしています。今の土地で生活を続けても生き残れる可能性は低いと父が判断し、イチかバチか、家族全員で川を渡ることにしたのです。ところが、濁流に襲われて一番下の娘が流されてしまったとします。幸い命を取り留め、数ヶ月後無事に家族と合流できたのですが、流された直後、家族はパニックに陥ることでしょう。川を渡りきった後、一人ひとりが「何が悪かったのか」を必死で考えます。父は自分の判断ミスを責め、母は手をつなげば良かったと責め、兄はもっと安全なルートを見つけなかったからだと後悔する――このように、私たち人間は、自然という圧倒的な脅威に立ち向かうため、それぞれが必死に反省をして、そのことを忘れないようにする必要がありました。それを可能にしたのが、「自責感」という感情なのです。自責は、自分と周囲を守り、生きのびるための感情なので、そういう意味では「愛」の変形バージョンとも言えます。

ただ現代は、この自責の反省会が少し過剰に働いてしまう傾向があります。我慢を大切にする教育が原因なのですが、何かイヤな出来事が起きた時、「怒ってはダメだ」「不安に感じてはダメだ」と、自分の感情や思考へのダメ出しが始まってしまうのです。それがクセになると自信のなさにつながります。そんな人は、少し**自分を許す練習**をしてみてください。すぐには変わらなくても**「自責は愛の変形だ」**と認識するだけで、少しラクになりますよ。

自分にダメ出しをしてしまう自分を認めてあげよう

091

人が一番恐れているのは「無力感」

もうひとつ現代人にとってつらい感情が「無力感」です。「無力感」には、本来「歯が立たないほどの相手から距離をとらせる」という役割があるのですが、現代人にとっては、自責感とともに〝苦しい感情の二大巨頭〟でもあります。

豪雨災害の現場から戻った消防士Gさんが、苦しい胸のうちを話してくれました。

「私たちが到着した時、崩れた家の中からはっきりと『助けてくれ』と男性の声が聞こえました。しかし、すぐに正面から入っていくことは危険でした。必死に声をかけ続け、何とか家の裏や脇から救出できるルートを確保しようとしたのですが、作業にかなり手間取ったのです。その間に男性の声はだんだん小さくなっていき、やがて聞こえなくなってしまいました……」

彼は、「目の前で人が死んでいくのに……消防士として失格です」と続けました。

彼を今、苦しめているのは強い自責感と無力感でした。このような最前線で働く人たちの話を聞いていて感じるのは、**「無力感」よりも「自責」のほうがまだ希望がある**ということ。なぜなら、自分が悪いと責める裏には、「自分にはできたはず」「次はこうすればいい」という希望がわずかながらあるから。ところが「無力感」には未来がありません。「自分は何をしてもダメだ」と、生きる気力を奪ってしまうのです。

親から虐待を受けて育った子どもは、「無力感」よりも「自責」の感情を無意識のうちに抱くケースが多くあります。「私が悪い子だから」という自責には、「自分がいい子に変われば親は自分を愛してくれる」という可能性を残すからです。ちなみに、背景の無力感が強いと、周囲が「親から離れてもいいんだよ」とアドバイスをしても、離れない場合もあります。「離れてもムダだ」と学習しているのです。「離れられない」ことが前提となると、そこで何とか生きのびるために、「自分は選択してここにいるんだ」と考えます。「親が憎いでしょ」と聞いても、「親は好きです」と答えることがあるのですが、それはあながち嘘ではないのです。そのうえで「自分が悪いのだ」と自責のほうへと流れていくのです。そのようなケースでも、「味方になる」(214ページ)という支援をすれば、第3の自信(無力感)から徐々に回復が始まります。

自責はつらいが、完全な無力感よりはマシ

092

「自分を責める人」と「他人を責める人」

ピンチに際して、人は大きく2つのタイプに分かれます。それは、**「自分を責める人」**と**「他人を責める人」**。

まず、**「他人を責める人」**は、攻撃の行動に慣れています。攻撃の時は怒りの力で「私は強い」と、一時的に自分の「無力感」を忘れることができます。ピンチに陥った時に他人を攻撃することで、実は自分を守り、乗り切ろうとしているのです。このタイプは、対人トラブルが多くなりがちです。

一方、世の中には、**「攻撃より自責のほうがマシだ」**という感性の持ち主も多くいます。このタイプは他人を攻撃することに慣れていないので、相手からの反撃をとても恐れます。その恐怖が大きいので、「攻撃するくらいなら、自分が何とかすればいい」と考えます。無力感を怒りで対処する時のリスクより、「自責感」という麻薬をとるのです。自分を責める人は、他人を責める人に比べて対人トラブルは少なくなります。

ただ、刃が自分に向く分、自分の心の傷が深くなっていきます。「自責感」はずっと自分の非と改善策を考えさせ続けるので、エネルギーを消耗させ、うつ状態に陥ってしまったり、病気になったりするケースが多くなります。「無力感」と相まった「自責感」の究極の形は自殺。「こんなダメな自分が生きていては申し訳ない」と、自分という「存在」へのダメ出しに陥る可能性もあるのです。

戦場や災害救援など、人の命がかかわる場でつらい経験をした人は、自責感に苦しむケースが多く、その感情が長引いてしまうこともあります。その一方で、つらい出来事のあと、部下や周囲への攻撃が止められず、パワハラをしてしまうというトラブルも決して少なくありません。パラハラなどの問題には、無力感が隠れている場合が多いのです。

どちらが正しいとか、間違っているとかという話ではありません。ポイントは、ベースにある「無力感」という感情の苦しさ。「自分を責める人」も「他人を責める人」も、「ほかの苦しさの痛み止め」を使って、自分を守ろうとしているという点では同じなのです。

自分や他人を責めたくなる時は、「無力感」をケアしよう

「自責」と「無力感」をケアする

豪雨災害現場で、ある男性を助けられなかったと苦しむ消防士Gさん（222ページ）。彼は「自分の判断が甘かったせいだ」という自責感と、「僕には消防士の資格はない」という無力感に苛まれていました。この時、周囲の人が「そんなことはない」「あなたは十分やったよ」となぐさめても、本人の気持ちはなかなか収まるものではありません。Gさんが自分はダメだと思うのは、理屈ではなくて感情。感情面が納得しなければ、受け容れられないのです。「自責」と「無力感」をゆるめるために必要なのは、次の2つのプロセス。カウンセリングでは、時間をかけて進めていきます。

1.「懺悔《ざんげ》」による振り返りと感情のはき出し

無力感や自責の念を言葉にしてもらいます。無力感や自責の念を言葉にすると、思い込みが修正されていくことがあります。また、自責の念で苦しむ人は、その思いにフタをしがちですが、そうしてしまうと「自分は正直ではない」という罪悪感が重なり、つらさが2倍になってしまうのです。すべてを話したという状態になることは、少なくとも「隠してはいない」という救いになります。

2. 記憶への適切なアクセス

強烈なつらさが少し落ち着いたら、体験を振り返ると良いのです。イヤなことはそのまま忘れてしまいたいと思うでしょうが、記憶に適切に触れることで、記憶に伴う感情の変化が進みやすくなります。

Gさんの場合、カウンセリングを進めるうちにある事実が判明しました。当日、Gさんは、男性の救援に向かう前、別の現場で自分の機転で3人を助けていたのです。失敗した記憶だけがクローズアップされていて、本人もすっかり忘れていたようです。「男性を助けられなかった。でも、あの日はほかの3人を助けることもできたのだ」。自分が悪いと思っていることをはき出し、経緯をていねいに洗い出したことで、あの日の記憶が部分的にぬり替わったのです。大きな認識は変わらなくても、関連する感情や記憶が少しだけ変化しました。

自責感・無力感は、いつか必ずゆるめることができる

第9章

ストレス・フリーな生き方

094

人は「物語」があると安心する

失恋やリストラ、病気、災害、大切な人との別れ……生きていれば、思ってもみなかった人生の危機に遭遇します。危機に直面して心が折れてしまっても、人はゆっくりと段階を経て、立ち直っていくことができます。立ち直りのプロセスの最後に、私たちの背中を押してくれるのは「物語」の力。物語とは、**「この経験は、私にとってこういう意味（意義）があった。だから、これからはこうしよう」**と思えるものです。

2年ほどカウンセリングを重ねているクライアントのHさんの例です。Hさんは、パワハラ傾向のある上司との折り合いが悪く、うつ状態に陥っていました。半年間の休職を経て、慣らし通勤をスタート。最初の目標は人事部まで行くことでしたが、駅のホームに降り立つだけで体が震えました。それでもゆっくりと慣らし、1ヶ月経つ頃には、体の震えは止まっていたそうです。アップダウンを感じながらも、Hさんは「ダメになったらまた休めばいいや」と腹をくくりました。ただ、Hさんの次の悩みは「同期に遅れをとってしまった」というあせり。会社に対する無意識のバリアはだいぶ解けたのですが、まだどこかで「うつになった自分」を納得しきれていないところがあったのです。そして、完全に復職して1年半が過ぎる頃、Hさんがこんな話をしてくれました。

「先日、ある若い社員が調子を崩したのですが、人事部から当事者としてのアドバイスを求められました。本人とも直接話して励ますことができましたし、人事部の方にも感謝されたんです。僕は自分が痛い思いをして、ようやく人の痛みがわかるようになれたみたいです。僕がいつか上司の立場になったら、部下の気持ちに寄り添いながらやっていけそうです。以前の僕は仕事がすべてで、傲慢で、パワハラ上司への道まっしぐらだったのを、実はこの体験がストップさせてくれたのかもしれません」

Hさんは、自分なりの「物語」を発見したのです。

「物語」は、人生の危機で分断された、自分の過去と未来をつなげてくれます。同時に、**「挫折があっても、きっとやっていける」**と、現在の自分を肯定してくれるのです。

自分なりの「物語」を見つけよう

095

物語を見失っている人に伝えたいこと

「どうしてそんなことをしてしまったの？」と驚くようなことでも、本人の話を最初から最後までじっくり聞くと、それなりの理由が必ずある。これは30年間さまざまなクライアントと接してきた私の確信です。その言動に至った理由を知ると「なるほど、そういうことか……」とはじめて理解できるのです。多くの場合、本人でさえも忘れていたり、わかっていなかったりすることもあります。

コンテンツ制作会社に勤めるIさん。かなりハードな職場で、徹夜作業や出張がとても多く、直属の上司はパワハラ傾向でした。Iさんの状態を見る限り、すでにかなり疲弊しており、すみやかに今の職場を離れたほうが良さそうです。ところが、Iさんは「会社を辞めるわけにはいかないんです」と言います。理由を聞いてみると、「私は、これまで、やりたいことをあきらめてきました。今回の職場は夢だったコンテンツ制作の会社。今回だけはどうしてもあきらめたくないんです」とのこと。

そこで、今度はIさんがあきらめてきたという「夢」をじっくり掘り下げてみました。すると出てきたのは「子どもが喜ぶ映画を制作して、自分の名前がテロップで流れること」。私が「それって、今の会社でなければ絶対に実現できないこと……？」と質問すると、Iさんはハッとした様子。Iさんはいつのまにか「つらくても続けることだけに固執してしまっていたことに気づいたのです。

だからと言って、「では、今すぐ退社しましょう」というカウンセリングにはなりません。むしろ「今すぐ会社を辞めてはいけない」のです。なぜならば、この段階で疲れ切ったIさんをかろうじて支えているのは、「つらくても何とか僕はやれている」という自信。その自信は、「今回こそは続けたい」というIさんの物語の中で、とても重要な要素です。安易に捨てると、Iさんの物語は決定的に挫折の色に染まってしまうおそれがあるのです。

今、Iさんは自分でも忘れていた物語全体を思い出しました。そして、今後の人生は、自分の思いばかりでなく、疲労やライフイベントを加味した、新しい観点が必要であることを学んだのです。現在、Iさんは時々休みながら勤務を続け、これからの物語を模索されているところです。

行きづまったら、忘れていた物語を思い出そう

096

逆境に耐えるための「首尾一貫感覚」

近ごろの心理学の研究では人が逆境にあった時、そこから立ち直るうえで「首尾一貫感覚」が大切だと言われます。「首尾一貫感覚」とは次の3つをそなえることです。

①「何らかの意味がある」と感じる（＝有意味感）
②自分の力で何とか達成できると感じる（＝処理可能感）
③②の中で、自分が今どこにいるかがわかる（＝全体像把握感）

この3条件は、目標の3原則とほぼ同じですが、物語に「生きる」ための目標を与える要素と考えることができます。世の中には、自分なりの物語を、信仰や宗教的な観点に見出す方も大勢います。私も宗教には3つの要素を上手にそなえた教えが豊富だと感じています。これは、いわゆる〝スピリチュアル〟と呼ばれる分野の考え方や〝占い〟などにも当てはまることでしょう。ただ、少し気をつけたほうがいいと思うのは、新興宗教や占いの中には、その物語が、現実の生活から離れてしまったり、現実の生活を送るのを困難にしてしまう場合があることです。たとえば、「あなたが苦しいのは、先祖の因縁を背負ったからです。だから、毎日△回、○日以上祈祷すれば、カルマが解消されてラクになれます」などという言葉は、本人にとってはたしかに救いになります。けれども、それで高額の祈祷料を払ったり、多くの時間をとられたりして日常生活もままならないのであれば、現実から離れていってしまいます。周囲から浮いてしまい、結果的に孤立して、新しいストレスを抱えてつらい思いをするのは本人なのです。

その点、歴史ある宗教は、長い間人々から支持されてきた実績があり、「物語」と現実の生活をうまくマッチさせる知恵とノウハウに長けていると言えます。

現代のように不穏な世界の中では、「首尾一貫感覚」の3つをそなえた宗教や占いの物語には救いの力があり、大変魅力的に映ります。今まさにつらい目にあっている人にとってはなおさらです。けれども強く惹かれるということは、その分、冷静な判断力や批判力を失って、夢中になりやすいという一面もあるのです。

宗教やスピリチュアル、占いなどの「物語」に強く惹かれる場合、周囲に冷静なアドバイスを求めると良いでしょう。

自分が強く惹かれる物語ほど、他人と一緒にチェックしてみよう

097

自分なりの物語をもつヒント

歴史を見てみると、「人」というものを知るうえで、なかなか味わい深くておもしろいエピソードがあります。あの徳川家康には、「三方ヶ原の戦い」で武田軍に怖気づいてしまい、うんちをおもらししてしまったという逸話があります。武将としてはこれ以上ないくらい恥ずかしい話ですが、城に逃げ帰った家康は、その経験を決して忘れないようにと、絵師を呼んでその様子を描かせたそうです。情けない失敗を認めてオープンにして、将来の糧にしようとしたのです。こんな「物語」をもつなんて、やはり歴史に名を残す大物だなあ、と私は感心してしまいました。

挫折しても「物語」を探すことで、人は立ち直り、また安心できます。「物語探し」は、生きていくうえでとても大切なものです。自分なりの物語をつくりあげるために一番大切なことは、**「物語は自分だけのもの」**だということ。ほかの人から「それはちがうと思う」などと言われても、本人にとっての意味があるならば、それで良いのです。

私は、「物語」には次の3つの種類があると考えています。

「自分理論」：自分に響き、モチベーションや確信となる理論。
「他人理論」：相手の心に響くもの。
「一般理論」：多くの人に受け容れられる可能性のある一般化した理論。

なぜこの話をするかというと、「自分理論」を決して他人に押し付けてはいけないから。どんなに自分を助けてくれた物語でも、「自分理論」が他人に響くとは限らないのです。でも、ヒントにはなります。アドバイスをするのは良いのですが、それを押し付けてはいけないのです。なお、「一般理論」は、時を経て比較的多くの人に受け容れられてきた理論。歴史ある宗教の教え、生き方のベストセラー本などはこれに当たります。自分の物語を探す時、まずは「一般理論」から探し始めるのがひとつのセオリーです。さまざまな本や映画、芸術、歴史などを参考にしながら、自分に響くものを見出していきましょう。そして「自分理論」を見出しても、あまり他人に押し付けないこと。そのくらいの距離感、バランスが、ちょうど良いのです。人はそれぞれの「物語」を見つけて、安心していくものなのです。

自分の物語をほかの人に押し付けない

098

人が立ち直る時に必要なこと ～戦争神経症対策から～

組織で、心身の調子を崩してパフォーマンスが落ちてしまった人をどのように支援していくかを考えるうえで、参考として「戦争神経症対策」の例を紹介します。

戦争神経症とは、戦場でのすさまじいストレスによって、心身が破綻してしまう状態。思考停止、不眠、失神、難聴などの症状が出て、戦えなくなります。ただちに戦線から外したほうが本人のためにも周囲のためにも良いだろうと、多くの方は考えるでしょう。ところが実際の戦争神経症対策では、そうはしません。すぐに任務から外したら、「私は責務を果たせなかった」という思いが残り、自責の念で苦しむことになるからです。**「戦場」では、兵士が兵士としての自信を失わないためのケアを最優先します。**

たとえば、症状が出た時は病気とは言わず「あなたはがんばりすぎて消耗して、今はその反応が出ている」と伝え、「単に疲れているだけなので、休めば元に戻る。少し休憩しよう」と〝休息所〟へ案内するのです。これが物語です。赤十字マークがついた病院テントであれば、戦場で狙われることがなくなり安心なのですが、「赤十字マークの下に入ってしまった」という物語では自信を失いかねません。そこで休息所で休ませながら、たとえば敵の兵器についてもう一度学ぶ、味方との連携の訓練をする、疲労をケアする方法を学ぶなど、「今できること」を行います。こうして「自分は兵士だ」という物語が補強されると、症状が軽くなることが多いのです。

戦争神経症は特殊なケースですが、これは、会社や組織でパフォーマンスがあげられなくなってしまった人にも当てはまります。調子を崩したからといって、いきなりその場から引き離すことは、「私だけが脱落した」と、将来にわたる禍根を残すことになります。「つらい挫折体験」という記憶のままだとPTSDを発症する可能性もあります。もちろん症状の程度にもよりますが、医療や安全の面だけではなく、本人の自信や「物語」への配慮も欠かせません。「一度は調子を崩してしまったが、それでも人の助けを借りながら乗り越えた」。このような物語になることが大切です。**つらい出来事の渦中にあっても、小さな自信をキープし続けた人は必ず立ち直っていけるのです。**

苦しい時こそ、「自信を失わないこと」を大切にしよう

099

ストレスや悩みの渦中にある時、必要なこと

本書では、これまで教わってこなかったであろう「人というもの」を、さまざまな観点から紹介してきました。たとえば、次のようなものは〝現代人あるある〟です。

□自覚していない疲労があり、感情、反応が過敏になっている
□「自分はこうあるべき」という無意識の価値観から、悩みが深くなっている
□「他人はこうあるべき」という無意識の期待から、失望が大きくなっている
□物語を見つけられず、過去へのとらわれから自由になれない
□自分にダメ出しをするクセがついている　など

〝現代人あるある〟を知識として知り、自分にも当てはめることで、同じストレス、悩みに対しても、これまでとちがう見方やアプローチができるようになるはずです。

本書を読んで、知識を入れたら、ぜひ、その視点から自分の心を点検してみてください。

もし今、苦しいのなら、まずは自分の悩みや苦しみを言葉にしてみることで、自分でも忘れていたことを思い出したり、自分の理解を深めたりできます。「書き込みフォーカシング」（67ページ）などでセルフ・チェックをしても良いのですが、オススメは、信頼する人に話をしてみること。助けを求めることで思ってもみなかったアドバイスや、適切な対処をしてもらえることもあるでしょう。人には「相談マウント」（216ページ）があるので相手は慎重に選びたいところですが、味方を得ることは、苦しい時の最強のサポートです。

人に話すことで視界が広がる

人に話をしながら、自分というものを捉え直すと、「上司の圧力が強くてパワハラかと思っていたけれど、もしかしたら自分が疲れて弱っているだけかもしれない」「夫に失望して離婚することばかりを考えていたけれど、出産後はよくあるケースなのかも」など、いろんな気づきが生まれます。休んで疲れをとったり、価値観をゆるめたりするだけで、悩みが悩みでなくなっていくことは、とてもよくあること。等身大の自分、等身大の人間を知ることは、これからのあなたの人生の宝となるはずです。

100

最後は「物語」を手放す

つらいことや挫折を経験しても、その人なりの「物語」を見つければ立ち直っていけます。挫折があなたの過去と将来を結び、あなただけの「物語」となって、人生を力強く助けてくれるのです。ちなみに「物語」は一生で1個とは限りません。日々を過ごしているうちに古い物語が終わり、まったく新しい物語が始まることもあります。「これこそは私の物語だ」と思っていても、年月を重ねれば、ページをめくるように、また新しい出来事や展開が待っています。自分自身もその間に変化し続けるので、物語自体が古くなって役割を終えることはあるのです。

論語では、「15歳で、学問で身を立てる決心をし、30歳にして独立し、40歳にして迷わなくなった。50歳にして天命を知り、60歳にして人の言葉に耳を傾け、70歳にして心に従って振る舞っても道を外すことがなくなった」と教えています。これは、人生の物語探しに当てはめられるように思うのです。「30歳でひとつの物語を見つけて、40歳の時に迷いがなくなった。その物語は50歳で自分の人生を貫く大きな物語となった。60歳では人の物語も受け容れる余地ができた。そして、70歳で物語自体が不要となり、心が自由になった」ということではないでしょうか。

「守破離（しゅはり）」という、剣道や茶道、芸能などで、修行の段階を示す考え方があります。私はこの言葉が好きで、よく感情のケア講座の中でも紹介しています。「守」は、自分の師の教え、型、技を忠実に守り、確実に身につける段階。「破」は、師の教えの本質は理解しつつ、ＴＰＯや自分の個性に応じて応用する段階。さらに多くの経験を積むと、自分が習った教えではなく、ちがう視点から、物事に対処するコツが見出せるようになります。それが「離」です。

本書では、私自身の型とも言える、長年の経験と、そこから考察してきた理論を、あますことなくお伝えしました。一度は「守」として取り入れて、ご自分に合わせたアレンジをしてみてください（破）。そして、最後は自ずと「離」の段階が来るでしょう。その時はどうぞ、あなたの独自のやり方で、新しい物語を手に入れてください。「物語」は何度でも発見し、何度でも書き換えていけば良いのです。それが「自由」、「自らを由（よし）とする」こと。私たちはもっと自由に生きていけるのです。

自分の物語を自由に書き換えて、ストレス・フリーに生きていこう

おわりに

新型コロナウイルスが猛威を振るった２０２０年。本書をまとめるチャンスを、日本能率協会マネジメントセンターの柏原里美さんにいただいたのは、ひとつの運命のような気がします。

多くの人がこの1年、大きなストレスと戦ってきたと思います。人々の生活が様変わりしましたし、経済的に先が読めない人も多い。有名人の自殺が続いたのもショックでした。そしてこの戦いはこれからもしばらく続くでしょう。

また、たとえコロナが収束しても、ＡＩの発達による時代の変化が恐ろしいスピードで私たちを飲み込もうとしています。コロナで私たちが経験した生活の変化は、ＡＩによる時代の変化の先駆けにすぎません。

ＡＩの時代になると、人々の生活は格段に自由に、豊かになるでしょう。ところが、それも変化であることには違いありません。私は、人はこの変化に適応しきれないのではないか、つまり便利で快適な時代を追求しながら、逆に人の抱えるストレスは大きくなっていくのではないかと危惧しています。

そんな時だからこそ、私がこれまでの経験で培ってきた、ストレスや悩みに関する基礎的な考え方や対処法が、みなさんの何らかの力になっていくのではないかと妄想するのです。

本当は、もっと具体的な対処法やトレーニングを載せたかったのですが、トレーニングを紹介しても、なかなか一人では取り組まないものです。これまでも何度か紹介してきたのですが、結局講座に参加し、「本で読んではいたのですが、実習してみてはじめてわかりました」という人が多い。そこで今回は思い切ってトレーニングスキルを割愛し、読んですぐに取り入れることができる「考え方」を主体に紹介しました。スキルに興味がある方は、ぜひ講座にお越しください。

下園壮太ＨＰ：https://www.yayoinokokoro.net/

本書をまとめるにあたり、企画を手伝ってくれた向山奈央子さんに感謝します。向山さんは感情のケア講座の指導者でもあります。よく理解し、作業を進め、たくさんのアドバイスをいただきました。ありがとうございました。

著者紹介

下園 壮太（しもぞの　そうた）

陸上自衛隊初の心理幹部として多数のカウンセリングを経験。その後、自衛隊の衛生科隊員（医師、看護師、救急救命士等）やレンジャー隊員等に、メンタルヘルス、カウンセリング、コンバットストレス(惨事ストレス)対策を教育。本邦初の試みである「自殺・事故のアフターケアチーム」のメンバーとして、約300件以上の自殺や事故にかかわる。

平成27年8月退職。現在はNPO法人メンタルレスキュー協会でクライシスカウンセリングを広めつつ、産業カウンセラー協会、県や市、企業、大学院などで、メンタルヘルス、カウンセリング、感情のケアプログラム（ストレスコントロール）などについての講演・講義・トレーニングを提供。

著書30冊以上（『自衛隊メンタル教官が教える　折れないリーダーの仕事』（日本能率協会マネジメントセンター）等）。

海上保安庁パワハラ予防委員。

編集協力――向山 奈央子

ストレスとうまく付き合う100の法則

2020年11月30日　初版第1刷発行

著　者――下園 壮太

発行者――張 士洛
発行所――日本能率協会マネジメントセンター
〒103-6009　東京都中央区日本橋2-7-1　東京日本橋タワー
TEL　03（6362）4339（編集）／03（6362）4558（販売）
FAX　03（3272）8128（編集）／03（3272）8127（販売）
http://www.jmam.co.jp/

装丁――――――――――冨澤 崇（EBranch）
本文デザイン・DTP――――青木 奈美（Isshiki）
イラスト――――――――北川ともあき
印刷・製本―――――――三松堂株式会社

ISBN 978-4-8207-2847-4　C0011
落丁・乱丁はおとりかえします。
PRINTED IN JAPAN